Hipertiroidismul şi maladia Graves

Ce trebuie să ştii înainte ca tiroida să îţi fie distrusă cu iod radioactiv

-O abordare originală, revoluţionară şi cuprinzătoare-

Dr. Sarfraz Zaidi,
diabetolog şi endocrinolog

EDITURA BENEFICA

Descrierea CIP a Bibliotecii Naţionale a României
ZAIDI, SARFRAZ
    Hipertiroidismul şi maladia Graves : ce
trebuie să ştii înainte ca tiroida să îţi fie distrusă
cu iod radioactiv / dr. Sarfraz Zaidi. - Bucureşti :
Benefica International, 2015
    ISBN 978-606-93350-9-3
616.441-008.61

Traducere: Dorina Oprea
Redactare: Editura Benefica International

Romanian Edition Copyright 2015 by Benefica
International
Romanian edition is published by arrangement with
Sarfraz Zaidi
From the original English language Edition of *Graves'
Disease And Hyperthyroidism,*
by Sarfraz Zaidi
Copyright © 2014, USA. All rights reserved

Comenzi:
Tel. 0721 101 888
021 323 1985
office@editurabenefica.ro
www.editurabenefica.ro

Dedic această carte pacienților mei care mi-au fost și cei mai buni profesori.

CUPRINS

Capitolul 1

De ce iodul radioactiv nu este o opțiune corectă de tratament pentru pacienții cu boala Graves

Dacă ați fost diagnosticat cu hipertiroidism declanșat de boala Graves și locuiți în Statele Unite, cel mai probabil endocrinologul v-a spus sau vă va spune următoarele: „Vă voi prescrie o pilulă cu iod radioactiv, care o să vă vindece afecțiunea."

„Uau, cât de simplu e...", e primul gând care vă trece prin minte. Sunteți realmente impresionat. Câteva clipe mai târziu însă, e posibil să întrebați: „Va trebui să fiu internat în spital?"

„Nu, tratamentul este ambulatoriu. O să înghițiți pur și simplu o pastilă și mergeți acasă... Asta-i tot", va fi replica endocrinologului.

„Cheltuielile sunt acoperite din asigurările de sănătate?", adăugați pe un ton temător.

„Da. Nu am avut niciodată probleme cu asigurările la această procedură", vă liniștește medicul.

Dacă sunteţi suficient de norocos şi mai puteţi profita câteva momente de preţiosul timp al endocrinologului – asta dacă nu cumva sunteţi copleşit de diagnostic – vă poate trece prin cap să mai puneţi o întrebare: „Există şi efecte secundare?"

„Ei bine, veţi ajunge, probabil, la hipotiroidie (cu alte cuvinte, veţi avea o tiroidă leneşă), dar nu e mare lucru. Vă voi trece apoi pe alt tratament medicamentos."

„Pentru cât timp?", vine întrebarea firească.

„Oh! De obicei e un tratament *pe viaţă*. Dar nu vă faceţi griji. E destul de simplu", mormăie el.

„Alte efecte secundare?", adăugaţi curajos.

„Nu, altele nu mai există", vă asigură endocrinologul.

Şi-aici se sfârşeşte de cele mai multe ori vizita la endocrinolog. Aveţi încredere în medic şi îi urmaţi sfatul. În câteva săptămâni, simptomele de *hipertiroidism* (o tiroidă hiperactivă) se mai domolesc. Începeţi să vă simţiţi din nou bine în propria piele, însă, după vreo două săptămâni, aveţi permanent senzaţia că sunteţi obosit, că luaţi în greutate şi că depresia v-a cuprins pe de-a-ntregul. „Ce mi se întâmplă?", vă întrebaţi îngrijorat. Şi din acel moment vreţi să găsiţi un răspuns.

Mergeţi din nou la medic, care, pe un ton profesionist, vă dă vestea: „Aveţi acum hipotiroidism, aşa cum ne-am aşteptat. Nu e mare lucru. O să vă dau nişte pastile de tiroidă şi vă veţi simţi foarte bine."

În următoarele săptămâni, continuaţi să vă *luptaţi* cu greutatea, cu oboseala, cu durerile musculare, cu părul din ce în ce mai subţiat, cu depresia şi cu multe alte simptome ale *hipotiroidismului*. Pentru fiecare dintre ele, vi se prescriu din ce în ce mai multe medicamente. Dacă aveţi o asigurare *bună*, se poate să primiţi trimitere la numeroşi specialişti şi să vi se facă nişte controale amănunţite (şi costisitoare), în urma cărora să vi se descopere şi alte probleme, *fără* să fie însă însoţite şi de răspunsuri reale. Începeţi să vă întrebaţi dacă aceste simptome nu sunt cumva legate de tiroidă. La urma urmei, au apărut după ce aţi făcut tratament cu iod radioactiv. Îi spuneţi acest lucru medicului.

„Tiroida dvs. funcţionează în limite normale. Prin urmare, simptomele nu au legătură cu starea ei", vă răspunde el pe un ton autoritar.

Îi acceptaţi explicaţia. „El este expertul în tiroidă şi mai mult ca sigur că ştie ce vorbeşte", vă gândiţi. Între timp însă, suferiţi în continuare.

De-a lungul anilor, am văzut sute, dacă nu mii de pacienţi cu un asemenea istoric medical. Am auzit o mulţime de bolnavi spunând: „Doctore, de când am luat iod radioactiv, viaţa mea nu a mai fost aceeaşi."

Realitatea este că cei mai mulţi medici, inclusiv endocrinologii, nu ştiu cum să înlocuiască în mod adecvat hormonul tiroidian odată ce pacientul începe să sufere de hipotiroidie, imediat după tratamentul cu iod radioactiv. Sincer, ceea ce fac ei nici nu se compară cu ceea ce ştie şi poate face Mama Natură. Le dau pacienţilor senzaţia că nu e mare lucru să nu le mai funcţioneze glanda tiroidă. Dar chiar este. Iată şi unul dintre motive.

Cei mai mulţi medici, inclusiv endocrinologii, tratează tiroida leneşă, declanşată de tratamentul cu iod radioactiv, cu Levothyroxine (sau Synthroid, Levoxyl ori Unithroid, în funcţie de producător). Levothyroxine mai este denumit şi T4. Gândeşte-te acum la următorul aspect: glanda tiroidă produce doi hormoni tiroidieni, *nu unul*. Pe lângă T4, mai produce şi T3, numit şi liotironină sau triiodotironină. Nu cumva este logic ca un pacient cu hipotiroidie să primească ambii hormoni – atât T4, cât şi T3?

De fapt, s-a dovedit că T3 este principalul hormon care îndeplineşte funcţiile tiroidei în ţesuturi. De aceea, în țesuturi, T3 suplimentar este generat în mod natural din T4. Această conversie a lui T4 în T3 are loc în prezența unei enzime importante, numită 5'-deiodinază. Orice problemă a deiodinazei afectează în mod cert transformarea lui T4 în T3. Din nefericire, cei mai mulți medici au fost parcă spălați pe creier de companiile farmaceutice, insuflându-li-se mitul că pacientul are nevoie doar de T4 (sub formă de Synthroid, Levoxyl sau Unithroid), de vreme ce el va fi convertit în T3. Uluitor este că nici măcar nu se deranjează să verifice nivelul de T3, ca să vadă dacă *prezumția* lor este adevărată.

Realitatea este că, în organism, T3 provine din *două* surse: este produs direct de glanda tiroidă sau este transformat din T4. Prin urmare, la un pacient doar cu T4, nivelul de T3 va fi sub limita optimă, chiar dacă transformarea lui T3 din T4 este normală. Acest lucru se întâmplă fiindcă respectivei persoane îi lipsește cantitatea de T3 care provine direct din glanda tiroidă. În plus, la mulți oameni enzima deiodinază nu funcționează optim. În consecință, la aceste persoane, chiar și transformarea lui T4 în T3 este insuficientă.

T3 este extrem de important pentru metabolismul nostru, ca și pentru funcționarea normală a mai multor organe interne. Există și medici întrucâtva mai *iluminați*, inclusiv endocrinologi, care tratează pacienții cu hipotiroidie atât cu T4, cât și cu T3. Chiar și așa însă, apar o mulțime de probleme. Ideea este că nu putem concura sub nicio formă cu Mama Natură. Așa că NU acceptați să vă pierdeți glanda tiroidă *dacă nu este cazul*.

Este un mit faptul că iodul radioactiv nu are efecte secundare.

1. Cel mai des întâlnit efect secundar este că aproape toți cei care primesc iod radioactiv pentru a-și trata boala

Graves sfârşesc prin a se îmbolnăvi de hipotiroidism (o tiroidă leneşă).

În plus, mai există şi alte efecte secundare.

2. La aproape 20% dintre pacienţi, iodul radioactiv poate accelera şi/sau înrăutăţi afectarea oculară din boala Graves, denumită orbitopatie Graves (1), care este destul de problematică şi dificil de tratat. Uneori poate duce chiar la orbire.

3. La unii pacienţi, iodul radioactiv poate afecta glandele salivare, ceea ce poate duce la uscarea gurii, la gust alterat şi la durere localizată la nivelul glandelor salivare. Aceste simptome nu dispar şi pot afecta destul de serios calitatea vieţii pacientului.

4. Iodul radioactiv poate cauza cancer? Este o întrebare pe care endocrinologii scrupuloşi şi oneşti continuă să şi-o pună. După ce pacientul înghite iod radioactiv (mai exact, radioizotopul I-131), acesta se concentrează în tiroidă, în glandele salivare, în stomac şi în vezica urinară. Evident, există temeri *reale* legate de cancerul la aceste organe, dar şi de cel al celulelor sanguine, mai exact leucemie.

Există mai multe studii ştiinţifice care arată că există un risc ridicat de cancer asociat cu utilizarea iodului radioactiv. Un studiu extrem de relevant a fost publicat în 2007 în revista *Cancer*, jurnalul oficial al Societăţii Americane de Oncologie. În acest studiu, cercetătorii din Finlanda au urmărit 2.793 de pacienţi, timp de 10 ani, care au primit tratament cu iod radioactiv pentru hipertiroidism. S-a descoperit în mod cert un risc ridicat de cancer, în special cancer de stomac, de rinichi şi de sân la pacienţii trataţi cu iod radioactiv. (2)

Dezastrul nuclear de la Cernobîl este un exemplu din care cu siguranţă că putem învăţa ceva. Această catastrofă a dus la *creşterea* semnificativă a cazurilor de cancer tiroidian în rândul celor care au fost expuşi la iod radioactiv, iar numărul lor creşte odată cu trecerea timpului, dat fiind că se cunoaşte faptul că iradierea are efecte secundare pe termen lung. Iodul radioactiv (I-131) este unul dintre principalii izotopi eliberaţi în atmosferă după un accident nuclear. Cei mai mulţi medici sunt de acord că *nu există o doză 100% sigură de radiaţii* şi că este nevoie de foarte mult timp (ajungându-se chiar până la câteva sute de ani) ca ea să se disipeze. Prin urmare, dacă ai fost supus în tinereţe oricărei forme de radiaţii, de exemplu un tratament cu iod radioactiv pentru vindecarea bolii Graves, este foarte probabil ca efectele pe termen lung să se manifeste sub forma unui cancer la o vârstă mai înaintată. Este binecunoscut faptul că pacienţii care suferă de boala Graves sunt supuşi unui risc mai mare de cancer tiroidian în comparaţie cu populaţia generală. Oare tratamentul cu iod radioactiv joacă vreun rol?

Dacă iodul radioactiv ar fi *singura* opţiune de a trata boala Graves, atunci poate că ar merita riscul. Cu toate acestea, aşa cum veţi vedea pe parcursul cărţii, mai există şi alte opţiuni.

În plus, iodul radioactiv *nu* tratează cauza principală a bolii Graves, mai exact disfuncţia autoimună. Prin urmare, poţi scăpa de simptomele hipertiroidismului, dar, în timp, există riscul să dezvolţi şi alte boli autoimune, precum boala celiacă, colită, deficienţă de vitamina B, lupus eritematos sistemic sau diabet de tip 1.

În primii mei ani ca endocrinolog tratam boala Graves cu iod radioactiv, la fel ca majoritatea colegilor. Din fericire, mi-am dat seama că aceastǎ strategie este extrem de dăunătoare, dând naştere unor probleme medicale pe termen lung, fără să abordeze absolut deloc şi nici să rezolve principala cauză a bolii. Treptat-treptat, am descoperit însă o strategie inteligentă – ştiinţifică, dar cât se poate de practică –, care nu avea nicio legătură cu industria farmaceutică şi nici cu ceea ce pretindea, fără să se bazeze pe nimic, medicina alternativă – ce profită adesea de cei care sunt sceptici de felul lor atunci când vine vorba despre medicina tradițională, alopată.

Strategia mea ajunge direct la cauzele care declanşează boala Graves şi o elimină complet din organism. Iar în această carte, o voi împărtăşi inclusiv cititorilor mei.

Referinţe

1. Ponto K.A., Zang S., Kahaly G.J. The tale of radioiodine and Graves' orbitopathy. *Thyroid.* 2010 Jul; 20(7):785-93

2. Metso S., Auvinen A., Huhtala H., Salmi J., Oksala H., Jaatinen P. Increased cancer incidence after radioiodine treatment for hyperthyroidism. *Cancer.* 2007 May 15; 109(10):1972-9.

CAPITOLUL 2

Ce este tiroida?

Tiroida este o glandă *endocrină*. Ce anume este o glandă endocrină? O glandă endocrină este o glandă care nu prezintă niciun duct, spre deosebire de glandele cu duct, cum ar fi glanda salivară. De exemplu, glanda salivară își transportă secreția, mai exact saliva, prin duct, în zona din apropiere: în acest caz, cavitatea orală. Glandele cu duct sunt numite glande *exocrine*. Spre deosebire de o glandă exocrină, o glandă endocrină își secretă hormonii direct în sânge, aceștia ajungând astfel la organele mai îndepărtate din corp.

Localizare

Tiroida se află în partea anterioară a gâtului, chiar sub mărul lui Adam (cartilajul tiroid), în fața traheei. Ea urcă odată cu înghițirea. Dacă este mărită, se poate vedea cum se mișcă în sus în momentul în care înghițiți. Este și motivul pentru care medicul vă cere să faceți acest lucru atunci când vă inspectează și vă palpează glanda tiroidă.

Structură

Glanda tiroidă are formă de fluture. Are doi lobi – drept şi stâng, cu un pod pe mijloc, numit istm.

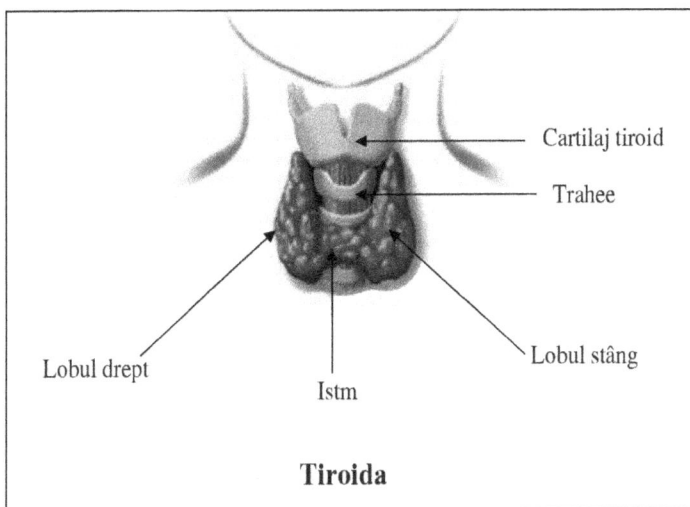

Cartilaj tiroid

Trahee

Lobul drept

Istm

Lobul stâng

Tiroida

La nivel microscopic, glanda tiroidă constă în nişte săculeţi foarte apropiaţi între ei, numiţi foliculi. Fiecare folicul este plin cu un material compus din proteine, numit coloid. Peretele fiecărui folicul este compus dintr-un singur strat de celule epiteliale, numite celule foliculare. Acestea sunt celulele care produc coloid, dar şi hormonii tiroidieni, T4 şi T3. T4 este cunoscut şi sub denumirea de tiroxină, iar T3 se mai numeşte şi triiodotironină.

Dispersate între foliculi, mai există şi alte celule, numite celule parafoliculare sau celule C. Acestea produc un hormon numit calcitonină, implicat în reglarea nivelului de calciu din organism.

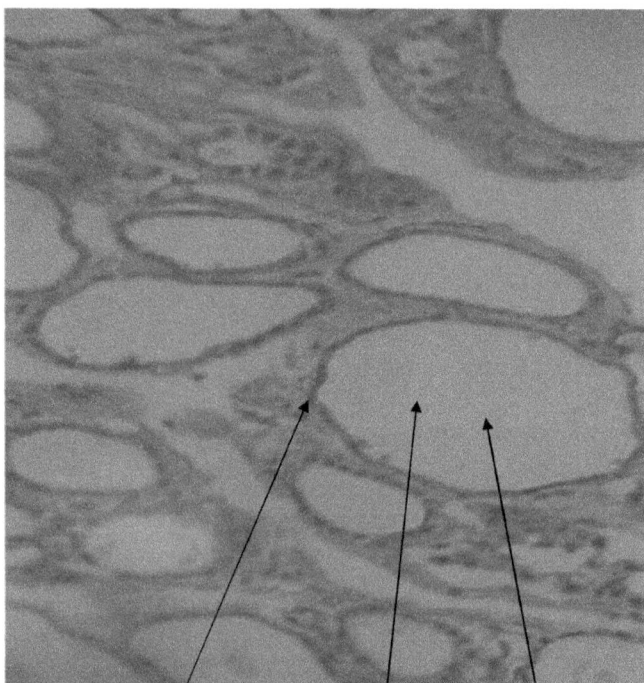

Celule foliculare   Coloid   Lumen

Foliculi tiroidieni

Funcţionare

Principala funcţie a glandei tiroide este producerea hormonilor tiroidieni T4 şi T3. Foliculul tiroidian reprezintă unitatea funcţională de bază a glandei tiroide. Imaginează-ţi acest folicul ca pe un sac, căptuşit cu un strat de celule tiroidiene – numite şi celule foliculare. Aceste celule produc o proteină specială numită tiroglobulină, depozitată apoi în cavitatea centrală a fiecărui folicul. Sinteza hormonilor tiroidieni are loc în prezenţa tiroglobulinei care se formează.

Sinteza hormonilor tiroidieni

Sinteza hormonilor tiroidieni constă în trei etape:

1. Captarea iodului

Pentru a sintetiza hormonii tiroidieni, celulele tiroide au nevoie de iod, care poate fi obţinut în principal din alimentaţie. Iodul este un element prezent în cantităţi variabile în scoarţa terestră. Şi apa de mare conţine cantităţi importante de iod. Iodul din dietă este transformat în iodură anorganică în interiorul organismului.

Fiecare celulă tiroidiană are un perete exterior (bazal), un perete interior şi doi pereţi laterali. Peretele bazal transportă în mod activ iodura din sânge, prin circulaţie, în celule. Acest proces este numit **captarea iodului**. Iodura este transportată apoi în celulele tiroidiene, către peretele interior apical, unde are loc sinteza T3 şi T4.

2. Iodurarea

Pentru a produce hormoni tiroidieni, celula tiroidiană combină iodura cu tirozina, un aminoacid esenţial prezent în interiorul moleculei de tiroglobulină. Acest proces este numit **iodurarea** tirozinei. Această reacţie chimică este catalizată de o enzimă numită TPO (peroxidaza tiroidiană), dar şi H2O2 (peroxid de hidrogen).

În urma iodurării, se formează doi compuşi: MIT (monoiodotirozină) şi DIT (diiodotirozină). O moleculă MIT conţine un atom de iodură şi o moleculă DIT conţine doi atomi de iodură, ataşaţi tirozinei.

3. Cuplarea

Următorul pas, numit **cuplare**, apare atunci când două molecule DIT fuzionează pentru a forma o moleculă care conține patru atomi de iodură. Aceasta este numită tetraiodotironină, sau tiroxină, sau T4. De asemenea, o moleculă MIT fuzionează cu o moleculă DIT, formându-se o moleculă care conține trei atomi de iodură. Aceasta este numită triiodotironină, sau T3. Doar T4 şi T3 sunt hormonii tiroidieni *reali*. MIT şi DIT nu au niciun fel de activitate hormonală.

Tabelul 1.

Sinteza hormonilor tiroidieni

Iodură + Tirozină + TPO + H2O2

MIT, DIT, T4, T3

Depozitare

După sintetizare, MIT, DIT, T3 şi T4 sunt depozitaţi în tiroglobulină, în interiorul lumenului foliculului. În acest fel, glanda tiroidă funcţionează ca un *rezervor* mare, pentru depozitarea hormonilor tiroidieni. O glandă tiroidă normală depozitează în jur de **8.000** de micrograme de iod, 90% din această cantitate fiind sub formă de MIT, DIT, T3 şi T4. Restul de 10% este sub formă de iodură.

Această funcţie unică de depozitare a glandei tiroide oferă o plasă de siguranţă împotriva depleţiei de hormoni tiroidieni, atunci când sintetizarea lor încetează din anumite motive.

Eliberarea de T4 şi T3

Mici cantităţi de T3 şi T4 sunt eliberate apoi în sânge, în funcţie de nevoile organismului. Acest proces implică reabsorbţia tiroglobulinei din lumenul folicular, înapoi în celula tiroidă, unde tiroglobulina se descompune. În continuare, T4, T3, DIT şi MIT sunt eliberate din molecula de tiroglobulină. T3 şi T4 sunt eliberate în sânge, la nivelul peretelui bazal al celulei. MIT şi DIT rămân în interiorul celulei şi se descompun mai departe, proces în urma căruia *iodura* este eliberată din tirozină. O cantitate variabilă de iodură este eliberată în circulaţia sanguină. Restul de iodură eliberată rămâne în interiorul celulei şi este reciclată pentru a forma din nou MIT şi DIT.

În condiţii normale, glanda tiroidă eliberează zilnic aproximativ **80-90** de micrograme de T4 şi **6-8** micrograme de T3.

Transportul lui T4 şi T3

Cea mai mare parte a T4 şi T3 circulă în sânge, în legătură strânsă cu proteinele, cea mai importantă dintre ele fiind TBG (globulina de legare a tiroxinei). Alte două proteine de legare, mai puţin importante, sunt TBPA (globulina de legare a prealbuminei) şi albumina.

T4 şi T3 în forma legată sunt inactive din punct de vedere metabolic. Doar o mică fracţiune, 0,03% din T4 total şi 0,3% din T3 total, se prezintă sub formă de T4 liber, respectiv T3 liber. Aceste fracţiuni libere sunt *disponibile* în ţesuturi. Este important de reţinut că nici măcar T4 liber *nu* este foarte activ din punct de vedere metabolic. Este nevoie să fie convertit în T3 liber, care este hormonul tiroidian activ.

Transformarea lui T4 în T3 în ţesuturi

T3 este hormonul tiroidian activ, responsabil pentru toate acţiunile biologice ale hormonului tiroidian. Cantitatea totală de T3 produsă zilnic este de aproximativ **32** micrograme (mcg), din care în jur de 75-80% (24-26 mcg) provin din conversia T4 în T3, în ţesuturile periferice. Cu toate acestea, în jur de 20-25% (6-8 micrograme) din cantitatea totală de T3 produsă zilnic provine direct din glanda tiroidă.

Transformarea lui T4 în T3 are loc în prezenţa unei enzime numite 5'-deiodinază (DI). Există două tipuri de 5'-DI: DI Tip 1 şi DI Tip 2. DI Tip 1 se regăseşte în principal în ţesuturile periferice, în special în tiroidă, ficat, rinichi şi muşchi. DI Tip 2 se găseşte în primul rând în creier şi în glanda pituitară.

Transformarea lui T4 în T3 revers inactiv

T4 este convertit şi într-o formă *inactivă* de T3, numită T3 revers (rT3). Această transformare are loc în prezenţa unei alte enzime, numită 5-deionidază sau DI Tip 3. În fiecare zi se produc aproximativ **19** micrograme de rT3.

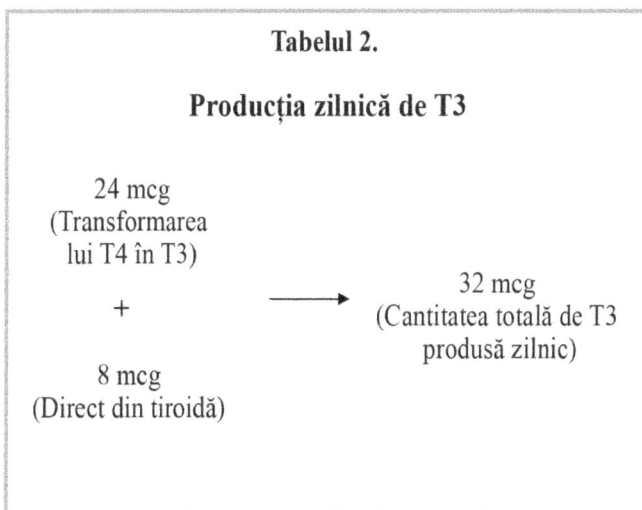

Tabelul 2.

Producţia zilnică de T3

24 mcg
(Transformarea
lui T4 în T3)

+

8 mcg
(Direct din tiroidă)

⟶ 32 mcg
(Cantitatea totală de T3
produsă zilnic)

Descompunerea lui T4 în alţi compuşi inactivi

În jur de 70% din T4 care circulă liber este convertit în T3 liber şi în rT3, proporţia fiind aproximativ 60% T3 şi 40% rT3. Restul de 30% din T4 liber este convertit în compuşi *inactivi* prin mecanismele independente ale deiodinazei. Aceste mecanisme sunt sulfatarea, glucoronidarea, dezaminarea şi decarboxilarea lui T4, în principal în ficat, fiind denumite căi *alternative* ale descompunerii lui T4.

Tabelul 3.
Transformarea lui T4 în T3

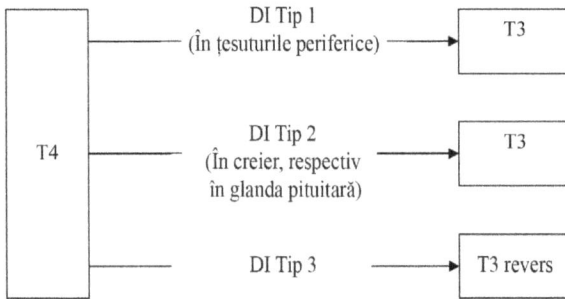

*DI = deiodinază

Tabelul 4.
Descompunerea lui T4

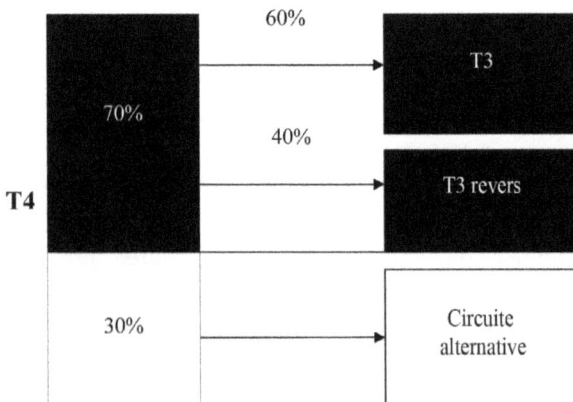

T3 este hormonul tiroidian activ

Dintre toţi hormonii tiroidieni, T3 este *cel mai* activ hormon. Pentru a îndeplini funcţia hormonului tiroidian, T3 se combină cu THR (receptorul hormonilor tiroidieni), localizat în interiorul nucleului unei celule. T3 îşi exercită efectele în aproape fiecare organ din corp, în special în inimă, creier, muşchi, oase, piele, intestine şi organele reproducătoare.

Reglare

Funcţionarea glandei tiroide este reglată în mai multe moduri:

1. Glanda pituitară reglează producerea hormonului tiroidian, prin producţia de TSH (hormonul stimulant al tiroidei). Glanda pituitară simte nivelul de T3, îl evaluează ca fiind normal, ridicat sau scăzut şi produce cantitatea necesară de TSH în mod *invers proporţional*. În acest fel, glanda pituitară produce mai mult TSH dacă T3 este scăzut şi mai puţin TSH dacă T3 este ridicat. TSH ajunge la glanda tiroidă şi încearcă să crească sau să scadă producţia de hormoni tiroidieni: un TSH mare creşte, iar un TSH mic scade producţia de hormoni tiroidieni.

2. Funcţionarea glandei pituitare este reglată de o altă glandă endocrină, numită **hipotalamus**, situată deasupra glandei pituitare. Hipotalamusul reglează funcţia glandei pituitare, producând hormoni. Din punct de vedere al reglării tiroidei, produce un hormon numit TRH (hormon eliberare a tirotropinei), care ajustează producerea de TSH, care, la rândul ei, reglează producţia de hormoni tiroidieni de către glanda tiroidă.

Hipotalamusul, la rândul său, este influenţat de sistemul *limbic*, dar şi de numeroase elemente chimice din creier (numite neurotransmiţători). Sistemul limbic este centrul emoțiilor noastre. În acest fel, stresul, dar și bolile psihice sau medicamentele pot afecta producerea de hormoni tiroidieni, influențând astfel hipotalamusul și glanda pituitară.

3. Tiroida are și o funcție incredibilă, cea de **autoreglare.** De exemplu, dacă se ingerează brusc o cantitate *mare* de iod sau iodură, glanda tiroidă ajunge la *saturație*, fiindcă are deja asigurată cantitatea de iod ca să funcționeze corect. Prin urmare, timp de câteva zile se produce o scădere a captării ulterioare de iod sau iodură, după care aceasta revine la normal. Putem face o *analogie*, imaginându-ne o fabrică, unde tocmai s-a primit pe neașteptate o cantitate foarte mare de materie primă, în condițiile în care acolo se lucra deja la capacitate maximă pentru fabricarea produsului. În aceste condiții, se reduce cererea de noi materii prime. O doză mare de iod sau iodură diminuează, temporar, eliberarea de hormoni tiroidieni în sânge.

Acestea sunt niște mecanisme primare *de protecție* împotriva producerii și eliberării excesive de hormoni tiroidieni în cazul în care se ingerează cantități mari de materii prime, mai exact de iod sau iodură. De exemplu, substanța de contrast folosită în timpul tomografiilor și angiografiilor conține mari cantități de iodură – și la fel se întâmplă și cu siropul de tuse. De asemenea, iodul este folosit și ca antiseptic în caz de tăieturi sau răni deschise. Grație mecanismelor de autoreglare, marea majoritate a oamenilor nu ajung să dezvolte hipertiroidism sau hipotiroidism după un aport mai mare de iod.

Cu toate acestea, hipo- sau hipertiroidismul apar uneori, deşi destul de rar, din cauza utilizării cronice a iodului în cantităţi mari. De exemplu, dacă un pacient cu boala Graves continuă să consume cantităţi mari de iod, se poate îmbolnăvi de hipertiroidism sau, dacă avea deja, boala se poate înrăutăţi. Cantităţile mari de iod asigură o mulţime de materie primă glandei tiroide, care şi aşa este suprasolicitată. Este ca şi cum am adăuga combustibil peste foc. Din punct de vedere medical, acest fenomen este cunoscut sub denumirea de efectul *Jod-Basedow*.

Capitolul 3

Ce este boala Graves?

Boala Graves poartă numele unui strălucit chirurg irlandez din secolul al XIX-lea, Robert James Graves, care a descris legătura dintre boala oculară şi glanda tiroidă mărită.

În prezent ştim că boala Graves este o boală *autoimună*. De cele mai multe ori există o predispoziţie genetică. Istoricul familial de boală Graves sau de alte boli autoimune este şi el prezent. Boala Graves afectează într-o măsură mult mai mare femeile în comparaţie cu bărbaţii, proporţia fiind de aproximativ 6:1. De obicei debutează la vârsta tânără, dar poate apărea la orice vârstă. Debutul poate fi insidios, dar foarte rar poate fi mai degrabă acut.

Boala Graves afectează glanda tiroidă în aproape 90% din cazuri, ochii în aproximativ 25-50% din cazuri şi pielea în 1-4% dintre situaţii.

În momentul în care boala Graves afectează glanda tiroidă, duce la producerea excesivă a hormonilor tiroidieni – mai exact, ceea ce în termeni medicali se numeşte hipertiroidism. Boala Graves determină de obicei mărirea difuză a glandei tiroide, ceea ce duce la apariţia guşei.

Atunci când boala Graves afectează ochii, se declanşează ceea ce din punct de vedere medical este cunoscut sub denumirea de orbitopatie sau oftalmopatie.

Dacă boala Graves afectează pielea, apare dermopatia Graves sau mixedemul pretibial.

Capitolul 4

Simptomele bolii Graves

Simptomele bolii Graves se datorează de cele mai multe ori unei tiroide hiperactive – afecțiune care, din punct de vedere medical, poartă denumirea de hipertiroidism.

Printre simptomele și semnele hipertiroidismului se numără:

• Pierderea în greutate, în ciuda faptului că persoana afectată mănâncă mult

• Tremor/Lipsă de stabilitate

• Anxietate/Insomnie

• Iritabilitate/Agitație

• Palpitații (bătăi rapide ale inimii). Uneori, apar și bătăi rapide ale inimii produse într-un ritm neregulat, fiind vorba astfel despre fibrilație atrială.

• Senzația de cald și bufeuri, în condițiile în care cei din jur se simt confortabil

• Transpirație excesivă

• Mărirea difuză a glandei tiroide, numită gușă difuză

• O energie foarte mare, urmată de epuizare

• Dificultăţi de respiraţie

• Tensiune arterială mare, în special cea sistolică

• Dureri în piept

• Slăbiciune musculară

• Diaree

• Scăderea densităţii oaselor (afecţiune numită osteopenie sau osteoporoză)

• Nivel ridicat de calciu în sânge

• La femei, hipertiroidismul poate duce la rărirea menstruaţiilor, care au loc şi în cantităţi mai mici, şi uneori chiar şi la dispariţia lor completă.

• La bărbaţi, hipertioroidismul poate duce la creşterea sânilor şi a ţesuturilor aferente – afecţiune numită ginecomastie.

Criza tirotoxică („Furtuna tiroidiană")

În cazuri foarte rare, pacienţii pot dezvolta hipertiroidism *extrem*, numit şi „furtună tiroidiană". Printre simptome se numără febra ridicată, transpiraţie excesivă, tensiune arterială ridicată, dureri în piept, insuficienţă cardiacă de tip congestiv, palpitaţii, slăbiciune, senzaţia de dezorientare, iritabilitate, confuzie sau psihoză.

Cauzele crizei tirotoxice

• Tratament cu iod radioactiv ca urmare a hiperactivităţii tiroidei

• Hipertiroidism netratat pentru o perioadă lungă de timp

• Stres, inclusiv traume şi infecţii precum pneumonia

• Atac de cord

• Operație la tiroidă, din cauza hiperactivității acesteia

• Renunțarea bruscă la medicamentele antitiroidiene

• O cantitate mare de hormoni tiroidieni care trebuie înlocuiți

Furtuna tiroidiană este o urgență medicală și ar trebui tratată de un endocrinolog cu experiență.

Hipertiroidismul apatetic la vârstnici

La persoanele în vârstă, simptomele hipertiroidismului sunt mai puțin numeroase și nu atât de semnificative în comparație cu cele care apar la persoanele mai tinere. În loc de starea de hiperkinezie, se observă apatie – motiv pentru care se și numește „apatetic". Afecțiunea a fost descrisă pentru prima dată de dr. Lahey, în anul 1931.

Simptomele obișnuite ale hipertiroidismului apatetic sunt depresia, starea de slăbiciune și apetitul scăzut – spre deosebire de energia, agitația și apetitul crescut care se întâlnesc de obicei la tineri. Diareea cronică și fibrilația atrială sunt alte manifestări ale hipertiroidismului „apatetic" la vârstnici. Simptomele oculare tipice bolii Graves sunt de obicei absente.

Diagnosticul hipertiroidismul apatetic la vârstnici este de cele mai multe ori trecut cu vederea, fiindcă medicul de familie *nu* gândește dincolo de abordarea obișnuită, legată strict de simptomele manifestate. În această situație, medicul se poate gândi de obicei la cancer, la boală cardiacă sau la depresie endogenă (în special dacă ne raportăm la Statele Unite). De foarte multe ori, pacientul merge la o mulțime de specialiști, de exemplu la psihiatru, oncolog, cardiolog sau gastroenterolog. De obicei, sunt efectuate teste invazive și costisitoare, în special dacă aveți o asigurare bună de sănătate. *Nu* faceți însă o simplă analiză de sânge pentru tiroidă şi nu primiţi trimitere la endocrinolog. În acest fel, se iroseşte o mulţime de timp preţios, iar pacientul suferă inutil. Trist, dar adevărat!

Nu putem da vina în întregime pe medicul de familie sau pe alţi specialişti care fac pur şi simplu lucrurile pe care au fost pregătiţi să le facă. În plus, ei practică o medicină *defensivă*, pentru a se proteja astfel împotriva proceselor de malpraxis – atât de des întâlnite în SUA. Cele mai comune cauze care stau la baza acestor procese sunt bolile de inimă şi cancerul.

Orbitopatia sau oftalmopatia Graves

Atunci când boala Graves afectează ochii, este numită orbitopatie sau oftalmopatie Graves.

Printre simptome se numără ieşirea din orbită a ochilor, care, din punct de vedere medical, se numeşte proptoză sau exoftalmie. De obicei, ieşirea din orbită apare simetric, la ambii ochi. Uneori, poate fi mai pronunţată într-o parte comparativ cu cealaltă, caz în care ar trebui să faceţi o ecografie, o tomografie sau un RMN, pentru a scana orbitele, astfel încât să se excludă prezenţa unei tumori în spatele ochiului.

De foarte multe ori, apare senzaţia de iritaţie, de corp străin în ochi sau de lăcrimare excesivă. Ochii se pot înroşi din cauza conjunctivitei; de asemenea, vederea este înceţoşată şi ochii sunt sensibili la lumină, din cauza ulceraţiei corneene. Unii pacienţi pot avea senzaţia de presiune în spatele ochilor. Ocazional, durerea poate fi severă – o urgenţă medicală, care ar trebui să beneficieze imediat de evaluare medicală.

Uneori, pacientul poate începe să vadă dublu, de obicei atunci când se uită în sus (dar nu neapărat). Iniţial, vederea dublă este intermitentă, însă ulterior poate deveni permanentă. Doar foarte rar, orbitopatia Graves poate duce la afectarea vederii sau chiar la orbire în situația în care nu este tratată.

Simptomele bolii oculare apar de obicei *simultan* cu cele ale hipertiroidismului. Cu toate acestea, boala oculară poate *precede* sau se poate dezvolta *după* ce s-au manifestat simptomele hipertiroidismului.

Dermopatia Graves / Mixedemul pretibial

Foarte rar, pacienții cu boala Graves pot dezolva și mixedem pretibial – îngroșarea neobișnuită a pielii de pe gambe, descrisă ca o coajă de portocală. Această boală poartă numele de dermopatie Graves sau mixedem pretibial.

Absența simptomelor în boala Graves

În cazuri foarte rare, pacienții cu boala Graves nu manifestă niciun fel de simptome. Ajung să fie diagnosticați cu boala Graves fiindcă medicul lor le face o serie de analize, printre care și cea pentru anticorpii tiroidieni. Eu personal cred că această afecțiune este etapa timpurie a bolii Graves, în care nu este nevoie nici de tratament medicamentos, nici de iod radioactiv și nici de operație chirurgicală. Cu toate acestea, este obligatoriu tratamentul bolii autoimune care se află la baza ei – așa cum vom vedea ulterior, pe parcursul cărții.

Capitolul 5

Diagnosticarea bolii Graves

În cele mai multe cazuri, diagnosticul bolii Graves este *destul* de evident. Din nefericire, uneori este *trecut cu vederea*, în condiţiile în care medicii *vânează* în general simptomele individuale, efectuând teste costisitoare şi trimiţând pacientul la numeroşi specialişti, dar numai la un endocrinolog nu.

De cele mai multe ori, pacienţii ajung la mine după ce au fost la cardiolog fiindcă aveau palpitaţii, la un ginecolog din cauza intoleranţei la căldură, la un psihiatru, pentru starea de anxietate şi de agitaţie, la un reumatolog, pentru slăbiciunea musculară, sau la un oftalmolog pentru tulburările de vedere. Unul dintre aceşti medici decide la un moment dat să facă o analiză de sânge pentru tiroidă, care confirmă de obicei că pacientul are hipertiroidism.

Analizele de sânge pentru depistarea problemelor la tiroidă constau în verificarea următorilor parametri: TSH (hormon de stimulare tiroidiană), T3 liber şi T4 liber.

În caz de hipertiroidism, TSH este de obicei sub valoarea normală şi de cele mai multe ori suprimat, în timp ce T3 liber şi T4 liber sunt în general la valori ridicate. Cu toate acestea, în cazurile de hipertiroidism uşor, T3 liber şi T4 liber pot fi între limitele normale, iar TSH sub valoarea optimă. În termeni medicali, vorbim despre hipertiroidism subclinic.

Odată ce diagnosticul de hipertiroidism este confirmat, următorul pas este depistarea *cauzelor* hipertiroidismului, boala Graves fiind una dintre ele.

Cauzele hipertiroidismului

• Boala Graves

• O doză prea mare de hormoni tiroidieni la pacienţii cu tiroidă leneşă

• Utilizare clandestină a hormonului tiroidian, de cele mai multe ori pentru a slăbi sau a avea mai multă energie

• Tiroidită subacută

• Tiroidită postpartum (după naştere)

• Tiroidită neînsoţită de dureri

• Medicamente precum Amiodaron sau Interferon

• Guşă toxică multinodulară

• Sarcină toxică (hyperemesis gravidarum), sarcină molară (mola hidatiformă) sau tumoare ovariană (ultimele două fiind cauze rar întâlnite)

• Tumoare pituitară care produce TSH (extrem de rar)

Aceste cauze ale hipertiroidismului trebuie investigate foarte bine, fiind şi motivul pentru care este obligatorie apelarea la endocrinolog. Un endocrinolog cu experienţă analizează în perspectivă toate aceste caracteristici clinice ale pacientului şi, în cele mai multe cazuri, pune rapid un diagnostic de boală Graves.

Teste pentru anticorpi tiroidieni

De cele mai multe ori, endocrinologul trimite pacientul să îşi facă o analiză de sânge pentru anticorpii tiroidieni, pentru a-şi confirma impresia clinică. Această analiză are rolul de a verifica prezenţa anticorpilor tiroidieni.

Iată care sunt cele patru teste pentru depistarea anticorpilor tiroidieni:

• Anti-TPO (anticorpi anti-tiroidperoxidază).

• Anti-Tg (anticorpi anti-tiroglobulină).

• Imunoglobuline de stimulare tiroidiană (TSI).

• Anticorpi receptori de tirotropină (TRAB).

Analizele de sânge pentru anticorpii anti-TPO şi anti-Tg sunt cele mai disponibile, mai ieftine şi mai des folosite teste pentru anticorpi tiroidieni. Dacă nivelurile acestor anticorpi sunt ridicate, indică boala tiroidiană autoimună. Într-un cadru clinic corespunzător, aceste două teste pentru anticorpi sunt suficiente pentru a confirma diagnosticul de boală Graves.

Analizele de sânge pentru TSI sunt unele mai specifice pentru boala Graves. De asemenea, TRAB este folosit pentru diagnosticarea bolii Graves, fiind însă mai puţin specific decât TSI. Ambele teste sunt mai scumpe, se pot face în mai puţine locuri şi este posibil să nu fie disponibile pe loc. Eu personal le folosesc doar foarte rar. La cabinetul meu, de cele mai multe ori stabilesc clinic diagnosticul de boală Graves şi pun pacienţii să îşi facă testele pentru anticorpi anti-TPO şi anti-Tg pentru a confirma acest diagnostic. Doar foarte rar am nevoie şi de TSI sau TRAB.

Atenție!

Ca orice alt test medical, toate aceste teste pentru depistarea anticorpilor pot avea rezultate fals pozitive, dar și fals negative. De aceea ele (ca, de altfel, toate analizele) ar trebui interpretate în contextul clinic *corespunzător*, de către un medic *cu experiență*.

Din nefericire, în aceste zile, mulți medici din Statele Unite supun pacienții la o mulțime de teste *inutile*, din cauza temerilor medico-legale, dar și a presiunilor din partea pacienților, care vor să își descopere orice *posibilă* problemă medicală. Acești medici *completează* așa-zisul test *anormal* cu mai multe analize costisitoare, care de obicei presupun trimiteri la mai mulți specialiști, fiecare dintre ei având nevoie de și mai multe analize, oferind însă într-un final pacienților niște răspunsuri foarte vagi. Acest tip de practică medicală nu numai că are niște costuri *uriașe*, dar îi *stresează* atât pe pacienți, cât și pe medici.

Test pentru determinarea captării iodului de către tiroidă

În cazuri foarte rare, endocrinologul va apela la un test special numit test pentru determinarea captării iodului de către tiroidă, în principal pentru a diferenția hipertiroidismul Graves de tiroidita subacută și de troidita neînsoțită de dureri. Captarea iodului de către tiroidă este de obicei *mai mare* la hipertiroidismul Graves, dar foarte *scăzută* în tiroidita subacută și în cea neînsoțită de dureri.

Atenție!

Rezultatele testului pentru determinarea captării iodului de către tiroidă ar trebui interpretate de un endocrinolog în contextul tabloului clinic de ansamblu al pacientului.

Uneori, un radiolog excesiv de zelos poate suprainterpreta testul, ceea ce duce la un diagnostic greşit dacă endocrinologul nu este implicat în îngrijirea pacientului.

De exemplu, radiologul poate sugera că pacientul are hipotiroidism (tiroidă leneşă), bazându-se pe valorile scăzute ale aportului de iod radioactiv, care nu sunt întâlnite decât în hipotiroidism, ci şi în cazuri de hipertiroidism (tiroidă hiperactivă), cauzat de tiroidita subacută, tiroidita post-partum, dar şi de tiroidita neînsoţită de dureri.

Medicul de familie poate urma recomandarea radiologului şi poate trece pacientul pe substituţie de hormoni tiroidieni, ceea ce este ca şi cum *ar adăuga benzină peste foc.*

Ulterior, pacientul devine o urgenţă medicală *gravă.*

Eu personal am întâlnit asemenea cazuri de pacienţi *daţi peste cap.*

Capitolul 6

Alte cauze ale hipertiroidismului

Boala Graves *nu* este singura cauză a hipertiroidismului (sau a tiroidei hiperactive).

În afară de boala Graves, există o mulțime de alți factori ce pot duce la hipertiroidism.

• O doză prea mare de hormoni tiroidieni la pacienții cu tiroidă leneşă

• Utilizarea clandestină a hormonului tiroidian, de cele mai multe ori pentru a slăbi sau a avea mai multă energie

• Tiroidită subacută

• Tiroidită postpartum (după naştere)

• Tiroidită neînsoțită de dureri

• Medicamente precum Amiodaron sau Interferon

• Guşă toxică nodulară

• Sarcină toxică (hyperemesis gravidarum), sarcină molară (mola hidatiformă) sau tumoare ovariană (ultimele două fiind cauze rar întâlnite)

• Tumoare pituitară care produce TSH (extrem de rar)

Tiroidita subacută

Tiroidita subacută se referă la inflamarea glandei tiroide, proces care are loc în câteva săptămâni. De obicei este declanşată de o infecţie acută a tractului respirator superior, de exemplu de răceala comună.

Simptomele apar în două faze:

Simptome ale hipertiroidismului

• Durere în zona tiroidei. În unele cazuri, durerea radiază şi spre ureche.

• Agitaţie

• Palpitaţii

• Insomnie/Anxietate

• Transpiraţie excesivă

• Intoleranţă la căldură

• Pierdere excesivă în greutate, în ciuda apetitului ridicat

După câte săptămâni (între 6 şi 12), acest simptome dispar de la sine şi apar simptomele hipotiroidismului, cel mai des întâlnite fiind:

• Oboseala, senzaţia de lene

• Creşterea în greutate

• Intoleranţa la frig

• Starea depresivă

Care sunt cauzele tiroiditei subacute?

Cauza tiroiditei subacute este inflamarea glandei tiroide, ca urmare a unei infecţii a tractului respirator superior, care duce la afectarea structurală a glandei tiroide. Este ca și cum o tornadă ar lovi un parc de rulote.

În mod normal, glanda tiroidă depozitează o cantitate mare de hormoni tiroidieni care, în timp, sunt eliberați în cantități mici.

În condițiile în care glanda este distrusă de tornada tiroiditei subacute, cantitățile mari depozitate de hormoni tiroidieni sunt eliberați în circulația sanguină, ceea ce duce la declanșarea fazei de hipertiroidism.

Hormonii tiroidieni rămân în circulația sanguină timp de câteva săptămâni (aprox. 6-12), timp în care se instalează și faza de hipertiroidism.

După ce „tornada" dispare, glanda tiroidă începe să se repare de la sine, însă este nevoie de ceva timp.

În toată această perioadă, există o criză de hormoni tiroidieni, care duce la instalarea hipotiroidismului. Faza durează de obicei câteva săptămâni (între 6 și 12).

În cele din urmă, în majoritatea cazurilor, glanda tiroidă revine la normal, deși unii pacienți pot rămâne cu hipotiroidism permanent.

Diagnosticarea tiroiditei subacute

Diagnosticarea tiroiditei subacute este destul de dificilă și înșelătoare. Pacienții își consultă de obicei medicii de familie, care de cele mai multe ori nu se gândesc la posibilitatea ca bolnavul să sufere de tiroidită subacută. Pacienții sunt tratați cu o mulțime de medicamente pentru a-și controla simptomele, care nu se îmbunătățesc deloc, astfel că ajung să se simtă frustrați. De obicei, doar un endocrinolog poate diagnostica tiroidita subacută.

Analizele pentru stabilirea diagnosticului sunt:

• TSH, T4 liber, T3 liber

• Teste pentru anticorpi tiroidieni

• Test pentru determinarea captării iodului de către tiroidă

Testul pentru determinarea captării iodului de către tiroidă este *cel mai util* instrument pentru a se stabili dacă hipertiroidismul este cauzat de tiroidita subacută sau de boala Graves. În tiroidita subacută, captarea iodului de către tiroidă este minimă, iar în caz de hipertiroidism este ridicată.

Testul pentru determinarea captării iodului de către tiroidă **nu** ar trebui efectuat dacă pacienta este însărcinată sau alăptează.

Tratamentul tiroiditei subacute

În majoritatea cazurilor, tiroidita subacută este o boală autolimitantă (care se vindecă de la sine). Prin urmare, nu este nevoie de tratament specific. Cu toate acestea, este esenţială o monitorizare atentă.

Simptomele hipertiroidismului pot fi gestionate prin prescrierea unui betablocant, de exemplu Atenolol sau Propranolol.

Dacă durerea din zona tiroidei este insuportabilă, poate fi util un tratament de scurtă durată cu steroizi orali, precum Prednison.

Simptomele hipertiroidismului pot presupune şi o scurtă terapie de substituţie a hormonilor tiroidieni cu T4 şi T3.

Educaţia pacienţilor şi monitorizarea atentă a funcţiei tiroidiene sunt cele mai importante componente ale tratamentului.

Tiroidita neînsoţită de dureri / Tiroidita silenţioasă

Tiroidita neînsoţită de dureri constă în inflamarea glandei tiroide. Cu toate acestea, comparativ cu tiroidita subacută, care provoacă o durere destul de mare în zona gâtului, în cazul tiroiditei silenţioase nu se manifestă niciun fel de durere.

Parcursul său clinic, dar şi diagnosticul şi tratamentul sunt similare cu cele ale tiroiditei subacute.

Tiroidita postpartum

Tiroidita postpartum este tiroidita care se dezvoltă la femeile care au născut, în perioada imediat următoare naşterii.

Parcursul său clinic, dar şi diagnosticul şi tratamentul sunt similare cu cele ale tiroiditei subacute.

Diagnosticul tiroiditei postpartum este dificil şi înşelător. Pacientele îşi consultă de obicei obstetricianul sau medicul de familie, care de cele mai multe ori nu iau în calcul probabilitatea existenţei acestei afecţiuni. Ei pun simptomele hipertiroidismului pe seama anxietăţii cu care se confruntă proaspăta mămică, iar simptomele hipotiroidismului pe seama depresiei postpartum.

Pacienţii iau o mulţime de medicamente pentru controlarea acestor simptome, fără să le îmbunătăţească însă, aşa că ajung să fie frustraţi.

Atenţie!

Testul pentru determinarea captării iodului de către tiroidă **NU** ar trebui să fie efectuat dacă pacienta îşi alăptează bebeluşul la sân, din cauza riscului de transmitere a radiaţiei la bebeluş, prin intermediul laptelui matern. În acest caz, monitorizarea clinică este de obicei cea mai bună opţiune, dat fiind că hipertiroidismul cauzat de tiroidita postpartum dispare de obicei în 6 până la 12 săptămâni (ceea ce nu se întâmplă în cazul bolii Graves).

Este importantă diagnosticarea cât mai rapidă, astfel încât mama să poată decide dacă îşi alăptează copilul la sân sau cu biberonul şi să îşi depoziteze laptele în figider şi să îşi facă o rezervă pentru 5-7 zile. După aceea, poate relua în siguranţă alăptarea la sân.

Hipertiroidismul indus de medicamente

Ocazional, medicamentele pot duce la instalarea hipertiroidismului. Amiodaronul (un medicament pentru tratarea aritmiei) este cel mai cunoscut din acest punct de vedere.

Uneori, şi Interferonul poate declanşa hipertiroidismul. Este important să ne reamintim posibila legătură dintre aceste medicamente şi simptomele hipertiroidismului. Trebuie să consultaţi un endocrinolog cu experienţă pentru o evaluare şi un tratament corect.

Guşa toxică nodulară

O cauză relativ comună a hipertiroidismului este guşa nodulară. Guşa înseamnă pur şi simplu mărirea glandei tiroide. Un nodul este o excrescenţă pe glanda tiroidă, de obicei benignă (doar foarte rar poate fi malignă).

În caz de guşă toxică nodulară, de cele mai multe ori există noduli multipli, care funcţionează în exces, ducând la hipertiroidism. Toxic înseamnă pur şi simplu că guşa dă naştere hipertiroidismului. Doar foarte rar există un singur nodul care funcţionează excesiv.

Şi pacienţii cu boala Graves au de obicei guşă, dar aceasta este în cele mai multe cazuri difuză. De aceea se şi numeşte guşă toxică difuză – o altă denumire a bolii Graves.

În caz de guşă toxică nodulară, pacientul are de obicei o guşă vizibilă, timp de mai mulţi ani în care tiroida funcţionează normal. La un moment dat, hipertiroidismul începe să se instaleze uşor-uşor. Această situaţie este complet diferită de boala Graves, în care hipertiroidismul se dezvoltă rapid şi guşa este difuză, nu nodulară. Totuşi, doar foarte rar poate fi prezent un nodul în glanda tiroidă a unui pacient cu boala Graves. Acesta poate prezenta un risc ridicat de malignitate şi, prin urmare, în cazul unui pacient cu boală Graves, care are şi un nodul tiroidian, ar trebui luată în considerare o biopsie ghidată ecografic, de tip FNA (mai exact, în timpul căreia se foloseşte aspiraţie cu ac fin).

Simptomele hipertiroidismului în guşa nodulară toxică sunt de cele mai multe ori minore. La persoanele mai în vârstă, singurul simptom detectat poate fi debutul unei fibrilaţii atriale sau insuficienţa cardiacă de tip congestiv. Doar foarte rar, guşa multinodulară poate duce la simptome cauzate de presiune, de exemplu compresia traheei, dificultate la înghiţire sau îngroşarea vocii.

Diagnosticul este bazat pe identificarea prin teste clinice a guşii nodulare şi a unui nivel scăzut de TSH. Valorile T3 liber şi T4 liber pot fi normale sau crescute.

Următorul pas este aportul de iod radioactiv şi scanarea pentru confirmarea statusului de hiperfuncţionare a acestor noduli, care apar la tomografie ca noduli *fierbinţi*. Ce este un nodul fierbinte? Atunci când un nodul preia mai mult iod radioactiv decât aportul normal din restul glandei, este numit nodul fierbinte. Nodulii fierbinţi sunt în majoritatea cazurilor maligni.

Ar trebui efectuată şi o ecografie a tiroidei pentru a evalua dimensiunea şi alte caracteristici ale nodulilor. De obicei, o glandă care prezintă mai mulți noduli şi hipertiroidism nu este malignă. Cu toate acestea, dacă unul dintre noduli este mare, dacă începe să se mărească sau are caracteristici ciudate care apar la ecografie, ar trebui luată în considerare o biopsie ghidată ecografic, de tip FNA (aspirație cu ac fin), astfel încât să fie exclus caracterul malign.

Tratamentul guşii toxice nodulare este chirurgical. Ocazional, iodul radioactiv este folosit la pacienții mai în vârstă, a căror stare generală de sănătate poate fi mult prea precară pentru a suporta o operație.

Capitolul 7

Tratamentul tradițional al bolii Graves și hipertiroidismului

În abordarea medicală tradițională, obişnuită, sunt disponibile trei opțiuni pentru tratamentul hipertiroidismului provocat de boala Graves.

* Medicamente antitiroidiene

* Iod radioactiv (I-131)

* Intervenția chirurgicală

Să analizăm mai îndeaproape fiecare dintre aceste opțiuni.

1. Medicamentele antitiroidiene

La nivel global, există trei medicamente antitiroidiene. Toate sunt disponibile sub formă de pastile.

* Methimazol (MMI)

* Propylthiouracil (PTU)

* Carbimazol

În Statele Unite, există doar două medicamente disponibile: Methimazol (cu denumire de brand Tapazol) şi

Propylthiouracil (sau PTU). În foarte multe părţi ale lumii, Carbimazolul este folosit adesea pentru tratarea bolii Graves. În interiorul organismului, Carbimazolul se transformă în Methimazol.

Cum funcţionează medicamentele antitiroidiene?

Medicamentele antitiroidiene funcţionează prin blocarea sintezei de hormoni tiroidieni în glanda tiroidă. Comparativ cu iodul radioactiv, aceste medicamente nu afectează permanent glanda tiroidă. De obicei, pacientul ia un medicament antitiroidian pentru o perioadă de 18-24 de luni şi apoi se opreşte. În general, există 50% şanse ca hipertiroidismul să se vindece, dar şi 50% şanse ca acesta să reapară imediat ce medicamentele antitiroidiene nu mai sunt luate.

Methimazolul are un timp de înjumătăţire de aproximativ 4-6 ore. Prin urmare, trebuie să fie luat doar o dată sau de două ori pe zi. În schimb, PTU are o durată de înjumătăţire de doar 75 de minute, aşa că trebuie luat de trei ori pe zi (uneori chiar de patru).

Datorită dozării mai permisive, Methimazol este de cele mai multe ori preferat. Cu toate acestea, PTU este medicamentul ales la femeile însărcinate, fiindcă Methimazol poate cauza afecţiuni grave de piele la fetus, de exemplu aplazia cutis congenitală. De cele mai multe ori nu apare pe zone extinse şi este localizată pe scalp, dar poate apărea oriunde pe corp.

Efecte secundare ale medicamentelor antitiroidiene

Medicamentele antitiroidiene au o vechime destul de mare pe piaţă. Propylthiouracilul şi Methimazolul au fost aprobate în 1947, respectiv în 1950 (1).

În general sunt bine tolerate, însă în cazuri rare pot apărea şi efecte secundare – unele *minore*, precum senzaţia de mâncărime, de iritaţie, dureri de articulaţii, migrene şi dureri de cap sau stomac deranjat. Printre *efectele secundare majore* se numără toxicitatea hepatică, vasculita (inflamarea vaselor de sânge) şi granulocitopenia (scăderea numărului de celule albe în sânge). Granulocitopenia este de obicei temporară, dar în unele cazuri poate progresa, ajungându-se la supresia măduvei osoase (denumită agranulocitoză) – o afecţiune medicală gravă, care poate duce la deces.

Toxicitatea hepatică şi vasculita sunt mai des întâlnite în urma tratamentului cu PTU (Propylthiouracil) decât în cazul Methimazolului. Toxicitatea hepatică apare doar foarte rar, în aproape 0,1% din cazuri. În 2009, FDA (Agenţia Americană a Alimentului şi Medicamentului) a emis o alertă privind afecţiunile hepatice apărute în urma tratamentului cu PTU. AERS (sistemul de raportare a efectelor adverse) a identificat 32 de cazuri de afecţiuni grave ale ficatului asociate utilizării de PTU în ultimii 20 de ani. Dintre ele, 22 erau pacienţi adulţi şi 10 copii. În rândul adulţilor, s-au înregistrat 12 decese şi 5 cazuri de transplant de ficat. În rândul copiilor, s-au înregistrat 1 deces şi 6 cazuri de transplant de ficat.

În schimb, ca urmare a tratamentului cu Methimazol, au fost identificate 5 cazuri de insuficienţă hepatică severă. Toate cele cinci cazuri erau pacienţi adulţi, iar trei dintre ei au murit (1).

Tratamentul cu PTU în perioada sarcinii a dus la 2 cazuri de insuficienţă hepatică severă în cazul mamei şi la 2 cazuri de insuficienţă hepatică severă la fetuşi ai căror mame urmaseră tratament cu PTU (2).

Doza zilnică medie de PTU asociată cu insuficienţă hepatică era de aproximativ 300 mg – atât în cazul copiilor, cât şi al adulţilor. Insuficienţa hepatică apare între a şasea şi a 450-a zi de tratament (în medie, la 120 de zile) (2). Se estimează că, în fiecare an, unul sau doi pacienţi americani care suferă de boala Graves vor muri sau vor avea nevoie de transplant de ficat în urma tratamentului cu PTU (2). Riscul de insuficienţă hepatică severă asociată tratamentului cu PTU pare să fie mai mare la copii decât la adulţi (2). În concluzie, PTU ar trebui să fie administrat doar dacă pacientul nu poate lua Methimazol. Acest lucru este valabil în special în cazul copiilor.

Printre **simptomele insuficienţei hepatice** se numără oboseala, starea de slăbiciune, durerea abdominală vagă, lipsa apetitului, mâncărimi, inflamare uşoară şi îngălbenirea pielii sau a ochilor. Dacă aveţi aceste simptome, cel mai bine este să renunţaţi la medicamentele antitiroidiene, să vă informaţi medicul şi să vă faceţi nişte teste pentru verificarea funcţiei hepatice.

Agranulocitoza apare doar foarte rar, în aproape 0,02% din cazuri (ceea ce înseamnă 2 pacienţi din 10.000). Dacă tratamentul este stopat, este posibil ca pacientul să se recupereze complet sau nu. De obicei afecţiunea se dezvoltă la începutul tratamentului – în primele două luni –, dar poate apărea şi mai târziu.

Granulocitopenia şi agranulocitoza predispun pacientul la infecţii grave, care pun în pericol viaţa şi care pot fi fatale. Prin urmare, aceste medicamente ar trebui prescrise doar de endocrinologi care au experienţă în prescrierea acestor medicamente. Dacă pacientul are febră sau o iritaţie severă în gât, indicat este să renunţe la tratament, să consulte medicul şi să îşi facă analize de sânge pentru testarea numărului de celule albe.

Dacă suspectaţi că un medicament antitiroidian are un efect secundar (oricare ar fi el), contactaţi-vă imediat medicul. Cel mai bine este să întrerupeţi tratamentul şi să vă faceţi analize de sânge care să vă testeze numărul de celule albe şi funcţia hepatică. Dacă analizele sunt normale, puteţi reveni la medicamentul antitiroidian, însă doar după ce v-ați consultat cu medicul.

În prestigiosul manual de endocrinologie DeGroot, J. Maxwell McKenzie și Margita Zakarija, de la Universitatea din Miami, își descriu propriile experiențe legate de efectele secundare ale medicamentelor antitiroidiene. În cei 35 de ani de experiență, au întâlnit doar un singur caz de agranulocitoză (3) care fusese indus de PTU. Recuperarea spontană completă a pacientului a survenit la zece zile de la întreruperea tratamentului. Cu toate acestea, efectele secundare grave ale medicamentelor antitiroidiene sunt foarte mici în comparație cu cele extrem de serioase ale folosirii iodului radioactiv ca opțiune de tratament.

În cazul folosirii iodului radioactiv, există o incidență de 0,3% cazuri de furtună tiroidiană indusă de iodul radioactiv, ceea ce înseamnă 30 de cazuri la 10.000 (4). Furtuna tiroidiană este urgență medicală și prezintă un risc ridicat de mortalitate, de aproape 20%, în ciuda terapiei medicale agresive.

2. Iodul radioactiv

Așa cum am discutat anterior, iodul radioactiv este cea mai populară opțiune de tratament folosită de endocrinologii americani. În alte țări, nu este atât de utilizată. În schimb, terapia de primă intenție este reprezentată de medicamentele antitiroidiene. Iodul radioactiv este folosit dacă aceste medicamente nu au succes, dacă au efecte secundare notabile sau dacă utilizarea lor este contraindicată. Iodul radioactiv *nu* trebuie folosit la femeile însărcinate sau care au lactație.

Cum funcționează iodul radioactiv?

În mod normal, glanda tiroidă preia iodul din alimentație pentru a sintetiza hormonul tiroid. În timpul tratamentului cu iod radioactiv, acest principiu de bază este *exploatat* pentru a păcăli glanda tiroidă. Pacientul înghite o pastilă de radioizotop de iod, I-131, în doză de cca 9-12 mCi, care este preluat de celulele glandei tiroide, cu diferenţa că, de această dată, celulele au înghiţit o otravă. Radiaţia emisă de I-131 ucide permanent celulele tiroidei.

Cât durează să controlăm hipertiroidismul?

De cele mai multe ori, pentru a controla hipertiroidismul, pacientului i se indică iniţial terapie medicamentoasă antitiroidiană, care este urmată câteva săptămâni înainte de a primi tratament cu I-131. Este nevoie de aproape şase săptămâni pentru ca medicamentele antitiroidiene să poată duce la scăderea nivelului de hormoni tiroidieni în sânge. În tot acest timp, medicii folosesc adesea medicamente betablocante, de exemplu Propranolol sau Atenolol, pentru a diminua ritmul cardiac, tremorul şi instabilitatea.

Înainte de a lua pastilele cu I-I31, trebuie să întrerupeţi câteva zile medicamentele antitiroidiene (în funcţie de ce anume v-a fost prescris). I-131 nu începe să controleze pe loc hipertiroidismul. Este nevoie de câteva săptămâni (între 6 şi 12) pentru a controla hipertiroidismul. În această perioadă, de cele mai multe ori pacientul continuă să ia medicamente antitiroidiene.

După circa 12 săptămâni, majoritatea pacienţilor ajung la hipotiroidism (tiroidă leneşă).

După aceea, medicul întrerupe medicaţia antitiroidiană şi prescrie pacientului terapie de substituţie hormonală tiroidiană pentru tot *restul* vieţii.

Aşa cum am menţionat, cei mai mulţi medici prescriu pacienţilor doar T4 (Levothyroxin, Synthroid, Levoxyl, Unithroid sau alte câteva medicamente cu denumire de brand), fără să ia în considerare posibilitatea de a prescrie T3. Prin urmare, pacientul continuă să sufere din cauza simptomelor hipotiroidismului.

În cazuri rare, o singură doză de iod radioactiv nu poate controla hipertiroidismul, aşa că pacientul are nevoie de o a doua doză de I-131. De cele mai multe ori, trebuie să aştepte aproximativ un an înainte să primească o a doua doză de I-131.

Care sunt efectele secundare ale iodului radioactiv?

Iodul radioactiv este ieftin şi se consideră că nu are efecte secundare. În realitate, nu este deloc adevărat. Pe termen scurt, este ieftin, dar pe termen lung este cât se poate de costisitor, fiindcă pacientul trebuie să ia hormoni tiroidieni sub formă de pastile pentru tot restul vieţii.

Aşa cum am văzut, iodul radioactiv are o mulţime de efecte secundare.

A. Hipotiroidismul permanent

Aproape toţi pacienţii dezvoltă hipotiroidism permanent în urma tratamentului cu iod radioactiv – ceea ce reprezintă un efect secundar major. Viaţa pacientului nu mai este niciodată la fel după ce s-a îmbolnăvit de hipotiroidism.

B. Orbitopatia Graves

Boala oculară Graves, cunoscută şi sub denumirea de orbitopatie Graves, se înrăutăţeşte de cele mai multe ori după ce hipertiroidismul este tratat cu iod radioactiv. Aproape 20% dintre pacienţii cu boală Graves trataţi cu iod radioactiv dezvoltă o *nouă* boală oculară *severă*. Printre simptomele orbitopatiei Graves se numără ieşirea din orbite a ochilor, iritarea acestora, senzaţia de „nisip în ochi", lăcrimare excesivă, înroşirea ochilor, vederea dublă şi, foarte rar, chiar pierderea vederii.

Care este mecanismul?

Iodul radioactiv afectează glanda tiroidă şi duce la eliberarea de receptori TSH în circulaţia sanguină, care provoacă o reacţie imună severă, declanşând activarea limfocitelor în sânge. După aceea, limfocitele activate pot ataca ochii, fiindcă aceştia conţin receptori TSH. Cu alte cuvinte, limfocitele activate *confundă* ochii cu glanda tiroidă şi încep să îi atace.

C. Afectarea permanentă a glandelor salivare

Iodul radioactiv poate duce la afectarea permanentă a glandelor salivare, simptomele manifestate fiind senzaţia de gură uscată, gust modificat şi inflamarea dureroasă a glandelor salivare.

D. Risc crescut de cancer

Potenţialele proprietăţi *carcinogene* ale iodului radioactiv pot mări riscul de cancer, în special la organele care preiau în concentraţie mare această substanţă. Printre respectivele organe se numără tiroida, glandele salivare, stomacul, intestinul, rinichii şi tractul urinar.

Există studii ştiinţifice care arată un risc mai ridicat de cancer asociat cu utilizarea iodului radioactiv. Unul dintre ele, excelent de altfel, a fost publicat în anul 2007 în revista *Cancer* (jurnalul oficial al Societăţii Americane de Cancer). În acest studiu, cercetătorii din Finlanda au urmărit, timp de 10 ani, 2.793 de pacienţi care au primit tratament cu iod radioactiv pentru hipertiroidism. A existat în mod clar un risc mai mare de cancer, în special de cancer la stomac, la rinichi şi la sân la aceşti pacienţi trataţi cu iod radioactiv (5).

E. Înrăutățirea hipertiroidismului

La unii pacienți, iodul radioactiv poate cauza inflamarea acută a glandei tiroide, afecțiune cunoscută sub denumirea de *tiroidită de radiație* (sau *tiroidită provocată de radiație*). În aceste cazuri, are loc o eliberare bruscă a unei cantități mari de hormoni tiroidieni formați anterior, care în mod normal sunt depozitați în glanda tiroidă, iar apoi trec în circulația sanguină.

În consecință, există o *exacerbare* acută a simptomelor hipertiroidismului, de exemplu palpitații, tremor, anxietate, insomnie și pierdere în greutate. Doar foarte rar, poate duce la *furtună tiroidiană*, așa cum am menționat mai devreme.

De asemenea, tot foarte rar a fost raportată obstrucția căilor respiratorii, ca urmare a inflamării și creșterii în dimensiune a glandei tiroide (6).

F. Hiperparatiroidism primar

În cazuri foarte rare, tratamentul cu iod radioactiv poate duce la hiperparatiroidism primar la pacieții care suferă de boala Graves (7). Hiperparatiroidismul primar se manifestă printr-un nivel ridicat de calciu și de PTH (hormon paratiroidian) și un nivel scăzut de fosfor. Dacă nu este tratat, poate duce la apariția pietrelor la rinichi, la osteoporoză și la creșterea nivelului de calciu în sânge, ceea ce poate pune în pericol viața.

G. Leucemie acută

În cazuri foarte rare, după tratamentul cu iod radioactiv în boala Graves, poate apărea leucemia acută.

H. Procesul autoimun continuă

Iodul radioactiv tratează *simptomele* hipertiroidismului, dar *nu* şi procesul autoimun care stă la baza lui. Prin urmare, un pacient care suferă de boala Graves, care a primit anterior iod radioactiv, trăieşte de obicei cu *falsa* impresie că boala i s-a vindecat. În realitate, la femeile însărcinate, pot exista în continuare anticorpi tiroidieni, care traversează placenta şi cauzează probleme grave de tiroidă la nou-născuţi (9).

Procesul autoimun nu numai că declanşează boala Graves, dar poate duce şi la instalarea altor boli autoimune. Iată câteva exemple:

- Astm

- Eczeme

- Colită ulcerativă

- Boala Crohn

- Sindromul de intestin iritabil

- Intolerenţă la gluten / Boala celiacă

- Ulcer peptic

- Deficit de vitamina B12

- Anemie pernicioasă

- Diabet de tip 1

- Insuficienţă adrenală/Boala Addison

- Scleroză multiplă (SM)

- Afecţiuni reumatologice cronice (de exemplu, artrita reumatoidă, fibromialgia, lupusul eritematos sistemic – sau lupus – şi spondilita anchilozantă).

3. Operaţia chirurgicală

Pacienţii care suferă de boala Graves sunt supuşi doar foarte rar operaţiei chirurgicale, din următoarele motive:

A. Riscurile ce pot apărea în urma anesteziei

De ce să supunem pacienții riscului de anestezie în condițiile în care boala Graves poate fi tratată cu medicamente antitiroidiene sau cu iod radioactiv?

B. Un nivel scăzut de calciu în sânge

Pe lângă anestezie, se cunosc și alte complicații ale operației de tiroidă, printre care se numără și scăderea nivelului de calciu din sânge, ca urmare a hipoparatiroidismului (un nivel scăzut al hormonului paratiroid), care poate pune viața pacientului în pericol.

De cele mai multe ori este temporar, dar în unele cazuri este permanent. Hipoparatiroidismul se dezvoltă ca urmare a lezării celor patru glande paratiroide, care sunt înglobate în glanda tiroidă. Această lezare poate fi temporară sau permanentă.

C. Îngroșarea vocii

O altă complicație a operației de tiroidă este și lezarea nervului laringeal recurent, care duce la îngroșarea vocii – care, de asemenea, poate fi permanentă.

D. Hipotiroidism permanent

Hipotiroidismul permanent este de cele mai multe ori o complicaţie târzie a rezecţiei subtotale de tiroidă (numită şi tiroidectomie subtotală). Cu toate acestea, în cazul rezecţiei totale de tiroidă (cunoscută şi sub denumirea de tiroidectomnie totală), hipotiroidismul se instalează imediat după operaţie.

E. Înrăutăţirea oftalmopatiei Graves

Afectarea oculară cauzată de boala Graves se poate înrăutăţi în urma operaţiei de tiroidă.

F. Costurile ridicate

Operaţia chirurgicală este mult mai scumpă decât medicamentele antitiroidiene sau decât iodul radioactiv.

G. Procesul autoimun continuă

Asemenea iodului radioactiv, operaţia *nu* tratează cauza primară a bolii Graves, mai exact procesul autoimun.

Operaţia este efectuată foarte rar, doar ca *ultimă* metodă la acei pacienţi care nu pot tolera medicamentele specifice sau iodul radioactiv, numărul lor fiind însă foarte mic.

Cum tratează endocrinologii din diverse părţi ale lumii boala Graves

Tratamentul bolii Graves *nu* se bazează întotdeauna pe ştiinţă. Factorii de natură socială, politică şi economică influenţează într-o măsură foarte mare deciziile medicilor.

Un studiu de cercetare interesant a analizat din acest punct de vedere endocrinologi din Statele Unite, Europa şi

Japonia (10). Majoritatea medicilor americani (69%) au ales iodul radioactiv, comparativ cu 22% în cazul europenilor şi doar 11% în cel al medicilor japonezi. Doar 30,5% dintre medicii americani au ales medicamentele antitiroidiene ca terapie de primă intenţie, comparativ cu 77% în cazul europenilor şi cu 88% în cel al japonezilor. Cei mai mulţi endocrinologi din cele trei zone studiate au fost de acord să *nu* apeleze la operaţie chirurgicală ca terapie de primă linie, cu excepţia câtorva situaţii.

În SUA, medicii se tem foarte tare să nu fie daţi în judecată pentru malpraxis, fiind şi motivul pentru care se tem să prescrie medicamente antitiroidiene. Se înşală însă crezând că agranulocitoza este un efect secundar relativ frecvent întâlnit. Aşa cum am mai spus şi anterior, ea apare în 2 din 10.000 de cazuri. În celelalte ţări, unde medicii nu se tem de eventualele procese, este prescrisă într-o măsură mult mai mare medicaţia antitiroidiană ca terapie de primă intenţie pentru boala Graves.

Concluzii

Tratamentul obişnuit al bolii Graves nu este satisfăcător – şi asta ca să folosim un eufemism. Şi mai descurajant este faptul că, din anii '50, nu s-a schimbat mai nimic.

Folosirea iodului radioactiv sau a operaţiei chirurgicale pentru tratarea hipertiroidismului în cazul bolii Graves este o abordare *neştiinţifică, lipsită de perspectivă* şi *radicală*. De ce nu este ştiinţifică? Fiindcă iodul radioactiv sau operaţia *nu* tratează cauza primară – mai exact, procesul autoimun. Prin urmare, nu este o metodă ştiinţifică.

De ce este lipsită de perspectivă? Iodul radioactiv şi operaţia pot controla hipertiroidismul, existând însă riscul de a declanşa alte probleme grave de sănătate, printre care şi hipotiroidismul permanent. În plus, pot duce şi la apariţia unor complicaţii, aşa cum am menţionat anterior. De aceea este o abordare îngustă şi lipsită de perspectivă.

De ce este radicală? Folosirea iodului radioactiv şi a operaţiei pentru tratarea unei probleme medicale care apare ca urmare a unei disfuncţii autoimune este *o măsură excesivă*. Prin urmare, este una cât se poate de radicală. Este ca şi cum ai detona o bombă nucleară într-o ţară pentru a ucide orice fiinţă vie, doar fiindcă liderul ei nu te bagă în seamă.

Ce se întâmplă însă cu medicamentele antitiroidiene? Principalul lor dezavantaj este lipsa de eficacitate în tratarea hipertiroidismului: aproape 50% dintre pacienţi fac din nou boala imediat ce renunţă la medicaţie.

Este mai mult decât evident că trebuie descoperită neapărat o strategie eficientă, ştiinţifică şi sensibilă pentru tratarea bolii Graves – lucru de care mi-am · dat seama imediat ce am devenit endocrinolog.

Înainte să putem trata într-o manieră ştiinţifică boala Graves (sau orice altă boală), este obligatoriu să îi depistăm *cauza*. Vom explora mai detaliat acest aspect în capitolul următor.

Referinţe

1.http://www.fda.gov/Drugs/DrugSafety/PostmarketDru gSafetyInformationforPatientsandProviders/DrugSafetyInfor mationforHeathcareProfessionals/ucm162701.htm

2.http://jcem.endojournals.org/content/94/6/1881.full#ref-7

3. J. Maxwell McKenzie, Margita Zakarija. Endocrinology, editat de Leslie DeGroot et al, Vol. 1, ed. a III-a. W.B. Saunders Company, 1995.

4. McDermott M.T., Kidd G.S., Dodson L.E. Jr, Hofeldt F.D. Radioiodineinduced thyroid storm. Case report and literature review. *Am J Med.* 1983 Aug; 75(2):353-9.

5. Metso S., Auvinen A., Huhtala H., Salmi J., Oksala H., Jaatinen P. Increased cancer incidence after radioiodine treatment for hyperthyroidism. *Cancer.* 2007 May 15; 109(10):1972-9.

6. Kinuya S., Yoneyama T., Michigishi T. Airway complication occurring during radioiodine treatment for Graves' disease. *Ann Nucl Med.* 2007 Aug; 21(6):367-9.

7. Colaço S.M., Si M., Reiff E., Clark O.H. Hyperparathyroidism after radioactive iodine therapy. *Am J Surg.* 2007 Sep; 194(3):323-7.

8. Kolade V.O., Bosinski T.J., Ruffy E.L. Acute promyelocytic leukemia after iodine-131 therapy for Graves' disease. *Pharmacotherapy.* 2005 Jul; 25(7):1017-20.

9. Zimmerman D. Fetal and neonatal hyperthyroidism. *Thyroid.* 1999 Jul; 9(7):727-33.

10. Wartofsky L., Glinoer D., Solomon B., Nagataki S., Lagasse R., Nagayama Y., Izumi M. Differences and similarities in the diagnosis and treatment of Graves' disease in Europe, Japan, and the United States. *Thyroid.* 1991;1(2):129-35.

Capitolul 8

Care sunt cauzele reale
ale bolii Graves?

Boala Graves este o boală *autoimună* a glandei tiroide, în care sistemul imunitar începe să producă anticorpi *direcționați* către glanda tiroidă. Acești anticorpi, prin natura lor, au un rol *de stimulare* – de aceea se și numesc imunoglobuline de stimulare a tiroidei (sau TSI). În realitate, ei sunt direcționați către receptorul TSH din celulele tiroidiene, motiv pentru care se mai numesc și anticorpi antireceptori de TSH (iar TSH, la rândul lui, se mai numește și tirotropină). Prin urmare, acești anticorpi poartă și denumirea de anticorpi antireceptori de tirotropină (sau TRAB).

Acești anticorpi *forțează* celulele tiroidiene să producă hormoni tiroidieni în cantități din ce în ce mai mari, declanșând, așadar, simptomele hipertiroidismului (adică o tiroidă hiperactivă). În jur de 25-50% dintre pacienții cu boală Graves manifestă, de asemenea, și afecțiuni oculare – orbitopatia sau oftalmopatia Graves. La fel ca cei mai mulți endocrinologi, eu personal prefer denumirea de orbitopatie Graves.

În orbitopatia Graves, sistemul imunitar atacă țesuturile moi din spatele globului ocular și mușchii extraoculari (șase mușchi mici din jurul globului ocular, responsabili cu mișcarea ochilor), care *se inflamează* și *se umflă*. Din această cauză, ochii sunt împinși înainte și ies din orbite – afecțiune care poartă numele de proptoză sau exoftalmie. Inflamarea acestor mușchi poate duce și o presiune asupra drenajului venos al ochilor, declanșând *umflarea* sau *inflamarea* lor. Mușchii inflamați împiedică mișcarea globului ocular, ceea ce poate duce la senzația de vedere dublă. În plus, presiunea mare aplicată asupra nervului optic de către țesutul inflamat poate pune în pericol vederea.

În cazuri foarte rare, sistemul imunitar atacă țesuturile subcutanate, ceea ce duce la îngroșarea lor și la inflamarea pielii – pielea afectată căpătând aspectul de *coajă de portocală*. Această afecțiune se numește dermopatie Graves. De obicei afectează partea inferioară a piciorului, motiv pentru care poartă și numele de mixedem pretibial. În cazuri severe, dermopatia Graves poate implica și alte părți ale corpului.

Care sunt cauzele reale ale unei boli autoimune?

Fiindcă sistemul imunitar începe să atace propriile celule tiroidiene, țesutul ocular sau țesuturile subcutanate, se consideră că boala Graves este o boală autoimună. Ce anume cauzează însă o boală autoimună? Dacă veți întreba un medic, răspunsul va fi cel mai probabil următorul: „Ei bine, știm că genetica este un factor. Dar în afară de asta, nu prea se mai cunosc alte informații."

Chiar dacă vă veți documenta pe internet sau veți citi cărți despre boala Graves, nu veți afla foarte multe informații utile din acest punct de vedere.

Genetica

Este adevărat că bolile autoimune, printre care se numără şi boala Graves, au tendinţa să se transmită în familie. Prezentaţi un risc ridicat de a dezvolta o boală autoimună dacă aveţi în familie un istoric relevant în acest sens. De exemplu, mama dvs. a avut tiroidită Hashimoto sau boala Graves, în timp ce sora dvs. poate avea astm sau boala Crohn, iar fratele să sufere de intoleranţă la lactoză.

Iată în continuare o listă a diverselor boli autoimune:

• Boală tiroidiană autoimună, care poate duce fie la un nivel *scăzut* de hormoni tiroidieni (tiroidita Hashimoto), fie la un nivel *ridicat* de hormoni tiroidieni (boala Graves)

• Ulcer peptic

• Sensibilitate la gluten / Boala celiacă

• Sindromul intestinului iritabil

• Colită ulcerativă

• Boala Crohn

• Deficienţă de vitamina B12

• Anemie pernicioasă

• Diabet de tip 1

• Insuficienţă adrenală / Boala Addison

• Astm

• Eczemă

• Psoriasis

• Scleroză multiplă (SM)

• Afecţiuni reumatologice cronice (de ex., artrita reumatoidă, fibromialgia, lupusul eritematos sistemic şi spondilita anchilozantă)

Cauzele bolii Graves: propriile mele studii clinice

Nu *toate* persoanele cu predispoziţie genetică dezvoltă o boală autoimună (nici măcar gemenii). Şi, oricum, în ceea ce priveşte genetica, nu putem face nimic. Mai există însă şi alţi factori responsabili pentru infecţiile autoimune, care ar putea fi trataţi? Ca endocrinolog, această întrebare mi-a stârnit curiozitatea. Iar ceea ce am descoperit a fost uluitor!

La toţi pacienţii cu boli autoimune, inclusiv cu boală Graves, am descoperit următorii trei factori care joacă un rol *crucial* în declanşarea bolilor autoimune. Încurajator este faptul că fiecare dintre ei pot fi trataţi.

Factori tratabili care cauzează boala Graves

1. Teama
2. Dieta cu un conţinut ridicat de carbohidraţi
3. Deficienţa de vitamina D

1. Teama

Am descoperit că absolut toţi pacienţii mei care sufereau de boala Graves (dar şi de alte boli autoimune) *îşi făceau o mulţime de griji*. Cum pot duce temerile la declanşarea unei boli autoimune?

În mod normal, sistemul imunitar este conceput să facă faţă ameninţărilor – de exemplu unui virus. Atunci când se confruntă cu o armată de virusuri, sistemul imunitar recunoaşte aceşti agenţi biologici invadatori şi recrutează o armată de celule albe, numite limfocite. Gândiţi-vă la aceste limfocite activate ca la nişte soldaţi convocaţi la arme. Are loc, aşadar, o *bătălie* între armata de virusuri şi limfocitele dvs. activate. Dacă veţi câştiga, veţi trece peste boala virală, iar aceste limfocite activate sunt trimise la loc în cazarma lor. Dacă nu mai există ameninţare, nu mai este nevoie nici de armata de limfocite activate.

Ei bine, atunci când *vă îngrijoraţi* excesiv, în principiu *vă temeţi* că s-ar putea întâmpla ceva rău. Cu alte cuvinte, mintea percepe o ameninţare, *deşi* ea este una virtuală. Sistemul imunitar *reacţionează* la acea ameninţare, ipotetică sau reală – nu are importanţă. În aceste condiţii, este recrutată o armată de limfocite activate. Gândiţi-vă la aceste limfocite activate ca la nişte soldaţi *stimulaţi* să caute inamicul – fără ca în realitate să existe aşa ceva. Ameninţarea este *virtuală*, însă ei trebuie să lovească pe cineva. Aşa că încep să atace propriile celule ale corpului, printre care şi cele tiroidiene. Celulele tiroidiene sunt un soi de spectatori inocenți, care se sperie și încep să alerge după ce văd soldații înarmați. Acest lucru umple pur și simplu soldații *de energie*. Ei *se înșală* crezând că au descoperit inamicul, așa că cer întăriri. Își detonează apoi *muniția* sub forma anticorpilor, cum ar fi, de exemplu, imunoglobulinele de stimulare tiroidiană (sau TSI), care sunt în realitate niște anticorpi direcționați către receptorii de TSH din celulele tiroidiene. De aceea acești anticorpi se numesc anticorpi antireceptori de TSH sau anticorpi antireceptori de tirotropină (TRAB).

Cu alte cuvinte, limfocitele activate preiau controlul asupra țintelor inamice percepute – în acest caz receptorii de TSH din celulele tiroidiene – prin producția de anticorpi antireceptori de TSH. După evaluarea acestor receptori, anticorpii antireceptori de TSH comandă celulelor tiroidiene să producă hormoni tiroidieni în cantități *și mai mari.*

În mod normal, glanda pituitară *reglează* producția de hormoni tiroidieni a glandei tiroide. De exemplu, dacă glanda pituitară detectează un nivel scăzut de hormoni tiroidieni în sânge, *dă comanda* să se producă și mai mulți asemenea hormoni. Glanda pituitară trimite acest *mesaj* legat de creșterea producției de hormoni tiroidieni în ideea unei cantități mai mari de TSH. Pe de altă parte, dacă glanda pituitară detectează un nivel ridicat de hormoni tiroidieni, *dă comanda* de reducere a cantității de TSH. În acest fel are loc un proces de reglare a producției de hormoni tiroidieni, comandantul suprem fiind glanda pituitară.

În cazul bolii Graves, odată ce anticorpii din limfocitele activate preiau *controlul* asupra inamicului perceput, care produce hormoni tiroidieni, *întrerup* și controlul normal de la centrul de comandă, mai exact glanda pituitară. Glanda pituitară continuă să trimită tiroidei mesajul de a *nu* produce și alți hormoni tiroidieni, dat fiind că există deja un nivel ridicat în sânge. De aceea pacientul are un nivel foarte scăzut sau chiar nedetectabil de TSH în sânge. Celulele tiroidiene *asediate* nu primesc totuşi acest mesaj important. De ce? Fiindcă acum sunt sub comanda *noului* şef: anticorpii antireceptori de TSH, care *trec complet cu vederea* importantul mesaj al glandei pituitare. De aceea celulele tiroidiene continuă să producă în cantităţi din ce în ce mai mari hormoni tiroidieni, deşi în sânge există deja suficienţi. Cu alte cuvinte, comanda *logică*, normală a glandei pituitare este înlocuită de comanda nouă, *ilogică* a acestor anticorpi, care *pun stăpânire* peste glanda tiroidă şi îi spun ce să facă.

Receptorii TSH sunt prezenţi şi în ţesutul gras/conjunctiv din globul ocular, dar şi în ţesutul conjunctiv din piele (1). Limfocitele activate la pacienţii cu boala Graves *vânează* receptorii TSH, pe care îi percepe ca pe nişte inamici, şi sfârşesc prin a ataca ţesutul conjunctiv gras prezent în orbita ochiului şi în pielea persoanelor susceptibile. În acest fel, pacienţii pot dezvolta orbitopatie şi/sau dermopatie Graves (vom mai vorbi pe parcursul cărţii despre aceste afecţiuni).

2. Dieta cu un conţinut ridicat de carbohidraţi

Studii ştiinţifice extinse au stabilit cât se poate de clar că dieta are un rol esenţial în declanşarea şi agravarea bolilor autoimune. Cum se întâmplă însă acest lucru? Unele persoane, cu predispoziţie genetică, *nu* pot digera aşa cum trebuie amidonul şi zaharurile. Acestea, parţial digerate, oferă un teren propice pentru înmulţirea bacteriilor şi ciupercilor, care ajung în intestine şi se înmulţesc excesiv. Produsele secundare ale acestor microorganisme cauzează inflamarea pereţilor intestinali, făcându-i şi mai permeabili. Moleculele mari de alimente parţial digerate se pot strecura astfel în fluxul sanguin. Această afecţiune se numeşte *sindromul intestinului permeabil*, care, la rândul ei, activează sistemul imunitar. Limfocitele astfel puse la treabă încep să atace diverse organe din corp, dând naştere unei game largi de simptome clinice. În cazul bolii Graves, aceste limfocite activate pot produce anticorpi special, numiți anticorpi de stimulare tiroidiană, care se atașează de receptorul TSH din celulele tiroidiene și le obligă să producă hormoni tiroidieni în cantități mari – ceea ce duce la tiroidă hiperactivă sau hipertiroidism.

Prin urmare, amidonul și zaharurile au un rol esențial în declanșarea și agravarea bolilor autoimune, printre care se numără și boala Graves.

3. Deficiența de vitamina D

Vitamina D nu este, de fapt, o vitamină, ci un hormon. Vitamina D este produsă de piele, din 7-dehidrocolesterol (provitamina D3), un derivat al colesterolului. Este și dovada care ne arată că nu întotdeauna colesterolul este rău – o convingere răspândită de altfel pe scară largă în zilele noastre. Realitatea este următoarea: colesterolul este un precursor al celor mai mulți hormoni din organism.

Razele ultaviolete de tip B (UVB) ale soarelui acționează asupra provitaminei D3 și o transformă în previtamina D3, care este apoi transformată în vitamina D3. În limbaj medical, se numește colecalciferol. Vitamina D3 trece prin piele și intră în fluxul sanguin, unde este legată de o proteină specifică, numită proteină de legare a vitaminei D.

Prin circulația sanguină, vitamina D3 ajunge la numeroase organe din corp. În ficat, vitamina D3 este supusă unor modificări ușoare din punct de vedere al structurii chimice. În acel moment, se numește 25-hidroxicolecalciferol sau 25 (OH) vitamina D3 (sau calcifediol). Este transportată apoi prin fluxul sanguin la rinichi, unde i se modifică din nou structura chimică. În acest moment, se numește 1,25 dihidroxi-colecalciferol sau 1,25 (OH)2 vitamina D3 (sau calcitriol). Aceasta este forma activă a vitaminei D. Ea trece apoi în fluxul sanguin și ajunge în diverse părţi ale organismului, unde îşi exercită efectele. De aceea vitamina D este în realitate un hormon.

Vitamina D joacă un rol important şi în funcţionarea *normală* a sistemului imunitar. Există dovezi ştiinţifice puternice care arată că un nivel scăzut de vitamina D este un factor relevant în declanşarea bolilor autoimune, precum artrita reumatoidă (2), lupus (3), fibromialgie (4), scleroză multiplă (5,6) şi diabet de tip 1 (7). Într-un studiu experimental realizat de cercetătorii Facultăţii de Medicină de la UCLA, s-a descoperit că deficienţa de vitamina D este una dintre cauzele bolii Graves (8).

Din experienţa mea clinică la Centrul Medical de Endocrinologie şi Diabet „Jamila", nivelul de vitamina D este scăzut la toţi pacienţii care suferă de boli autoimune, inclusiv la cei cu boala Graves.

O notă de final

În perioada în care am lucrat la această carte, m-am documentat destul de asiduu, inclusiv pe internet, unde am descoperit la un moment dat o istorie fascinantă.

Caleb Hillier Parry, un doctor britanic, era un medic de familie cu o mulţime de pacienţi şi un fin observator. În 1786, a descris pentru prima dată un caz de hipertiroidism – sau ceea ce numim în prezent boala Graves. De aceea este acum comunitatea ştiinţitifică atât de interesată să schimbe denumirea maladiei – care să se numească, evident, boala Parry.

În descrierea lui originală, dr. Parry vorbeşte despre cazul unei femei, Elizabeth S., care a căzut din scaunul cu rotile în timp ce cobora repede o pantă. Nu a fost grav rănită, ci doar foarte înspăimântată. Peste două săptămâni, a observat inflamarea glandei tiroide şi simptomele hipertiroidismului.

Un strălucit exemplu legat de modul în care stresul însoțit de teamă acută poate declanșa boala Graves.

Referințe

1. Williams G.R. Extrathyroidal expression of TSH receptor. *Ann Endocrinol* (Paris). 2011 Apr; 72(2):68-73

2. Merlino L.A., Curtis J., Mikuls T.R. et al. Vitamin D intake is inversely associated with rheumatoid arthritis: results from the Iowa Women's Health Study. *Arthritis Rheum* 2004; 50:72-77.

3. Kamen D.L., Cooper G.S., Bouali H., et al. Vitamin D deficiency in systemic lupus erythematosus. *Autoimmune Rev* 2006; 5:114-117

4. Huisman A.M., White K.P., Algra A., et al. Vitamin D levels in women with systemic lupus erythematosus and fibromyalgia. *J Rheumatol* 2001; 28:2535-2539.

5. Hayes C.E. Vitamin D. a natural inhibitor of multiple sclerosis. *Proc Nutr Soc.* 2000; 59(4):531-535.

6. Raghuwanshi A., Joshi S.S., Christakos S. Vitamin D and multiple sclerosis. *J Cell Biochem.*2008; 105(2):338-343.

7. Hypponen E., Laara E., Reunanen A., et al. Intake of vitamin D and risk of Type 1 diabetes: a birth-cohort study. *Lancet* 2001; 358:1500-1503.

8. Misharin A., Hewison M. et al. Vitamin D deficiency modulates Graves' hyperthyroidism induced in BALB/c mice by thyrotropin receptor immunization. *Endocrinology.* 2009, 150(2):1051-1060.

9. Parry C.H. Collection from the unpublished medical papers of the late Caleb Hillier Parry, M.D., F.R.C., vol. 2, p. 111. London, Underwoods, 1825.

Capitolul 9

O strategie în cinci paşi pentru tratarea maladiei Graves: o abordare ştiinţifică, cuprinzătoare şi eficientă

Este oare posibil să abordăm boala Graves într-o manieră ştiinţifică, tratându-i cauza principală, mai exact procesul autoimun? Mi-am pus această întrebare încă de la începutul carierei mele de endocrinolog. Odată ce am înţeles ce cauzează procesul specific bolii autoimune la un pacient cu boală Graves, am pus la punct o strategie pentru a trata factorii care declanşează acest proces autoimun. A funcţionat ea oare?

Sunt extrem de încântat să vă spun că strategia pe care am gândit-o a funcţionat foarte bine la pacienţii mei. Într-un procent covârşitor (peste 95%), au putut *evita* iodul radioactiv sau intervenţia chirurgicală – cu tot cu înfiorătoarele ei consecinţe. Este şi motivul pentru care am decis să scriu carte, fiindcă voiam să le împărtăşesc cititorilor mei aceste informaţii vitale.

Noua mea strategie de tratare a bolii Graves constă în cinci paşi:

• Înlăturarea temerilor

• Dieta recomandată în boala Graves

• Suplimentarea vitaminei D

• Suplimentarea vitaminei B12

• Folosirea judicioasă a medicamentelor antitiroidiene.

În următoarele cinci capitole, vom vorbi pe larg despre fiecare pas în parte.

Capitolul 10

Înlăturarea temerilor

Am descoperit de-a lungul timpului că pacienții cu boala Graves și cu alte boli autoimune *își fac o mulțime de griji* – indiferent că este vorba despre mărunțișuri sau despre aspecte importante. De cele mai multe ori, le e *frică* de tot ceea ce li se întâmplă.

Atunci când ne este frică, organismul crede că este atacat. Prin urmare, sistemul imun intră în stare de alertă extremă și începe să lupte împotriva agentului care a atacat – în condițiile în care, în realitate, nici măcar nu are împotriva cui să lupte! Confuz, începe să atace propriile organe, ceea ce duce la instalarea diverselor boli. În situația în care este atacată glanda tiroidă, puteți face boala Graves (care duce la hipertiroidism) sau tiroidita Hashimoto (care declanșează hipotiroidismul).

De ce ne îngrijorăm?

Folosiți-vă de propria logică și vă veți da seama că la baza „îngrijorării" stă frica. De altfel, frica îmbracă multe forme. Iată în continuare câteva exemple.

1. Teama de viitor

Vă puteți teme că *pe viitor* se va întâmpla ceva *rău*, pornind de la experiențele din trecut sau ale celor din jur, pe care le-ați aflat în timpul diverselor discuții, de la știri, de pe internet, din cărți sau fiindcă știți pur și simplu istorie. *Nu vreți* să vi se întâmple niciodată așa ceva, fiindcă a fost (sau ar putea fi) dureros. Simplul gând în sine *declanșează* în organism un val de teamă și de anxietate – ceea ce duce la sindromul „Ce-ar fi dacă...", „Ce s-ar întâmpla dacă..." sau „Ce-aș face dacă?".

• Ce voi face dacă voi avea un atac de astm, de colită sau o migrenă?

• Ce voi face dacă Bursa se prăbușește din nou?

• Ce voi face dacă voi fi înțepat din nou de o albină?

• Ce voi face dacă voi rata ședința aceea importantă?

• Ce voi face dacă mă voi îmbolnăvi de diabet și voi muri suferind, ca mama?

• Ce voi face dacă încălzirea globală continuă?

• Ce voi face dacă la putere vor ajunge niște oameni răi?

• Ce voi face dacă va exista o criză de medicamente antitiroidiene, de insulină sau de apă?

• Ce voi face dacă îmi pierd banii din fondul de pensii?

• Ce voi face dacă mama/tata/copii nu vor mai fi lângă mine?

• Ce voi face dacă cineva intră prin efracție la mine în casă, în toiul nopții?

• Ce voi face dacă nu voi avea nici bani, nici asigurare medicală, nici prieteni?

• Ce voi face dacă cineva încearcă să mă tâlhărească sau să mă violeze?

• Ce voi face dacă iubitul (sau iubita) mă înşală?

2. Teama de pierdere

De foarte multe ori, ne temem să nu cumva să pierdem ceea ce avem. Iată câteva exemple:

• Teama ca nu cumva să ne pierdem locul de muncă, afacerea, banii, acţiunile sau banii strânşi pentru când vom ieşi la pensie.

• Teama ca nu cumva să ne pierdem partenerul de viaţă, părinţii, copiii, fraţii sau surorile, prietenii ori animalele de companie.

• Teama de a îmbătrâni.

• Teama ca nu cumva să ne pierdem casa, maşina, bijuteriile sau albumele foto.

• Teama ca nu cumva să pierdem respectul celor din jur, credibilitatea, funcţia sau reputaţia.

• Teama ca nu cumva să pierdem autorizaţia care ne permite să ne facem meseria.

• Teama ca nu cumva să pierdem puterea.

• Teama ca nu cumva să ne pierdem liniştea şi autocontrolul.

• Teama ca nu cumva să nu mai fim pe locul întâi.

• Teama de a nu ne pierde sănătatea.

• Teama de a nu ne pierde stilul de viaţă independent.

• Teama de a nu ne pierde viaţa.

• Teama de a nu ne pierde religia, cultura, ţara.

• Teama de a nu pierde alegerile.

• Teama ca nu cumva să pierdem planeta Pământ.

3. Teama de eşec

Vă puteţi teme că nu vă veţi ridica la înălţimea aşteptărilor celorlalţi. De exemplu:

• Teama de a nu fi o mamă bună (sau un tată bun).

• Teama de a nu fi un copil bun.

• Teama de a nu fi o soră bună (sau un frate bun).

• Teama de a nu fi un prieten bun.

• Teama de a nu fi un profesor / un elev bun.

• Teama de a nu fi un şef / un angajat bun.

• Teama de a nu fi un medic / avocat bun etc.

• Teama de a nu fi un guru sau un instructor de yoga bun.

• Teama de a nu fi un şofer, un pilot sau un căpitan bun de vas.

• Teama de a nu da greş ca patriot, soldat sau general.

• Teama de a nu da greş ca cetăţean, jurnalist sau exemplu de moralitate.

• Teama de a nu fi un lider social, religios sau politic bun.

• Teama de a nu fi considerat neserios – genul de persoană care nu îşi respectă promisiunile, jurămintele, care întârzie etc.

4. Teama de situaţii sociale

Vă puteţi teme şi de umilinţe şi critici, de exemplu:

- Teama de respingere socială.

- Teama de situaţii jenante.

- Teama de ruşine.

- Teama de insulte.

- Teama de a întârzia.

- Teama de ejaculare prematură, de performanţe sexuale necorespunzătoare sau de impotenţă.

5. Teama de pedeapsă şi suferinţă

Teama îşi face simţită prezenţa şi atunci când vă este teamă de pedeapsă ori de o potenţială suferinţă. Iată câteva exemple:

- Teama de a fi prins: cu o prostituată, înşelând, mituind, furând, escrocând, făcând sex, fiind dezbrăcat, urmărind filme porno, masturbându-te, neavând acte în regulă, şofând fără permis, practicând meseria fără autorizaţie.

- Teama de amenzi sau penalităţi.

- Teama de boicot social.

- Teama de închisoare.

- Teama de tortură.

- Teama de deportare, sărăcie şi suferinţele aferente.

- Teama de boală şi dizabilitate.

6. Teama de lipsă de control sau de vulnerabilitate

Vă puteţi teme ca nu cumva să fiţi vulnerabil. Iată câteva exemple:

- Teama de necunoscut.

• Teama de rezultate.

• Teama de a fi nepregătit.

• Teama de a nu şti suficient de mult despre un anumit lucru.

Eliberarea finală de frică

Pentru a ne elibera de temeri, mai întâi de toate trebuie să descoperim ce anume stă la baza lor, în loc să fugim de ele şi să încercăm să găsim un remediu rapid – o abordare superficială, un soi de bandaj care nu va funcţiona eficient pe termen lung. De aceea antidepresivele pot oferi calmarea şi atenuarea temporară a simptomelor care au izvorât din teamă, fără să atace însă temerile de la rădăcină. Multe alte tehnici ne ajută să ne înăbuşim temerile pentru scurte perioade, dar în adâncul sufletului să continuăm să ne temem.

Aşadar, care este principala cauză a fricii?

Principala cauză a fricii

Plecând de la o logică elementară, ne dăm seama că teama este o emoţie, declanşată de „un gând înspăimântător". Emoţia aferentă fricii influenţează, aşadar, procesul de gândire, care devine şi mai înspăimântător, generând apoi şi mai multe emoţii şi temeri. În acest fel, se creează un cerc vicios: gândurile generează teamă şi teama generează şi mai multe gânduri.

Acest ciclu vicios poate declanşa unele modificări neurochimice în creier, dar şi să elibereze din glandele adrenale doi hormoni: adrenalina şi cortizolul. Toate aceste schimbări de natură chimică dau naştere manifestărilor de teamă, care variază de la insomnie, anxietate şi fobii, la atacuri de panică, alergii şi boli autoimune.

Care este baza gândurilor?

Este destul de clar că, în general, gândurile dau naştere senzaţiilor de teamă. De unde vin însă gândurile? Mai demult, în timp ce reflectam la această întrebare, mi-a trecut prin minte un lucru simplu, dar extrem de profund. Noi, oamenii, gândim întotdeauna în termeni de limbaj. De exemplu, dacă vorbiţi doar româna (şi nu şi altă limbă), veţi gândi întotdeauna în română, nu în chineză, franceză sau hindi. Analizaţi-vă puţin, chiar acum.

Ca să gândeşti, trebuie să ştii o limbă. Prin urmare, limbajul este baza gândurilor.

Care este baza limbajului?

În mod evident, următoarea întrebare este de unde provine limbajul. Nu v-aţi născut cu el, nu? L-aţi învăţat pe măsură ce aţi crescut în mijlocul unei societăţi: de la părinţi, profesori, fraţi sau surori, prieteni şi din diferite obiective sau instrumente precum cărţile, dispozitivele electronice şi, uneori, şi alte tehnici.

Ce este limbajul?

Să analizăm puţin – măcar la o primă vedere – ce înseamnă limbajul, şi anume un mijloc de a comunica unii cu ceilalţi. Un limbaj este format din cuvinte, nu-i aşa? Şi fiecare cuvânt are un concept ataşat. În realitate, fiecare cuvânt este un sunet. Ascultaţi, de exemplu, o limbă pe care nu o cunoaşteţi. Auziţi doar sunete – care nu au niciun sens. Ca să capete o semnificaţie, trebuie să cunoaşteţi conceptele ataşate acestor sunete. În acest fel, putem afirma că un cuvânt constă într-un sunet şi un concept ataşat. Chiar şi un limbaj scris are concepte ataşate cuvintelor. Şi, la fel de bine, şi limbajul semnelor – şi, evident, nu mai vorbim despre cuvinte, ci despre semne care au ataşate concepte.

Ce stă la baza conceptelor?

Pornind de la bunul-simţ cu care suntem înzestraţi cu toţii, să vedem de unde vin aceste concepte. În general, conceptele sunt creaţia unei societăţi, nu-i aşa? Crescând într-o societate, părinţii v-au învăţat limbajul specific acelei societăţi. Au scos nişte sunete şi au arătat cu degetul către o persoană sau către un obiect. Au continuat să repete acele sunete până când aţi făcut o *legătură* între sunet şi persoana sau obiectul respectiv. De exemplu, în copilărie, auzeaţi cuvântul „mami" în timp ce mama dvs. arăta cu degetul spre ea însăşi. După o mulţime de repetiţii, aţi ajuns să faceţi o legătură între sunet şi persoană. Ea nu mai era o formă de viaţă, ci Mami. Vă hrănea, vă liniştea şi vă înconjura de căldură. V-aţi *ataşat* de ea. Ulterior, a început să vă ofere jucării, cadouri, prieteni, prăjituri, torturi, bani ş.a.m.d. Aşa că aţi devenit din ce în ce mai ataşaţi de „mama".

Odată cu înaintarea în vârstă – evident, în mijlocul unei societăţi – aţi fost *bombardat* cu diverse concepte pe care societatea le-a creat, precum succesul, eşecul, realizarea, banii, faima, dezirabilitatea, indezirabilitatea, moralitatea, eticheta, responsabilitatea, cultura, obiceiurile, religia, naţionalitatea, trecutul, viitorul, siguranţa. Pornind de la aceste concepte, pot apărea anumite gânduri, de exemplu cele referitoare la pierdere, la eşec, la respingere, la pedeapsă, la suferinţă, la nesiguranţa zilei de mâine etc. Toate aceste gânduri provoacă o uriaşă teamă.

Mai devreme sau mai târziu, v-aţi întâlnit cu conceptul morţii sau cineva v-a vorbit despre asta. Şi imediat prin minte v-a trecut un gând: „Ce-o să se-ntâmple dacă moare mama?" – ceea ce a declanşat în întreg organismul un val de teamă şi de anxietate.

Pe măsură ce aţi crescut, aţi acumulat şi o mulţime de cunoştinţe – toate fiind bazate pe limbaj. Cu alte cuvinte, aveţi nevoie de un limbaj ca să înţelegi informaţia.

Societatea vă oferă aceste informaţii, de obicei sub forma emisiunilor de ştiri, a cărţilor, a site-urilor de internet etc. În acest fel, aflaţi o mulţime de informaţii despre evenimente înspăimântătoare, care se petrec la sute, *dacă nu* chiar la mii de kilometri distanţă. Poate că evenimentele tragice care vă ajung la urechi au avut loc cu ani sau secole în urmă, pe vremea când nici măcar nu veniserăţi pe lume. În momentul în care în cap vi se învălmăşesc asemenea informaţii înspăimântoare, apar gânduri noi. „Dacă mi se întâmplă şi mie? Ce-o să fac?". Toate aceste gânduri declanşează în organism o stare de teamă.

Cine anume gândeşte?

Dacă te gândeşti mai bine, îţi dai seama că tot acest proces se rezumă la următoarele: „Eu" sunt cel care mă tem de o problemă sau de alta. „Eu" gândesc. Prin urmare, „eu" mă aflu la baza tututor temerilor pe care le am. Cine este aceste „eu"? Dacă vrem să ne eliberăm de temeri, este obligatoriu să răspundem cât mai clar la această întrebare.

„Eu"

Cine este acest „eu" care se gândeşte şi căruia îi este teamă? „A! Este vorba despre mine", aţi putea răspunde. Chiar aşa?

Să analizăm mai îndeaproape acest „eu". Îmi puteţi arăta unde se află? În mintea voastră, nu-i aşa? Este ceva abstract, o iluzie, o fantomă... Este o entitate *virtuală* care sălăşluieşte în minte, care vă fură identitatea. Nu este deloc „adevăratul" vostru eu.

De ce spun aceste lucruri? Fiindcă nu aşa v-aţi născut. Pentru a ne cunoaşte mai bine „adevăratul eu, cel original", indicat ar fi să observăm cu atenţie bebeluşii care au doar o zi sau două. La începutul carierei, am avut oportunitatea de a conduce o creşă, unde lucram şi ca doctor, aşa că o perioadă am avut sub observaţie zilnic aproape 60 de bebeluşi. Ulterior, am repetat această minunată experienţă şi cu propriul meu copil.

Când observaţi aceste mici fiinţe umane, vedeţi că, imediat ce nevoile lor de bază sunt îndeplinite (de exemplu, să se simtă sătui, să aibă scutece uscate şi o păturică peste ei), sunt *bucuroşi*! *Zâmbesc* şi adorm. Nu au *trecut* şi nici *viitor*. *Nu* îşi fac griji dacă mama va fi sau nu în preajmă ca să îi hrănească fiindcă le e foame. Dacă ar face-o, nu ar mai putea să adoarmă. Ei nu se gândesc la aşa ceva. Prin urmare, nu există concepte, viitor şi, în consecinţă, nici *temeri* şi nici *griji*. Din acest motiv nu au probleme cu somnul. Sunt extrem de *vulnerabili*, dar *teama* nu intră în sfera lor de preocupări. *Nu au* niciun fel de *control*, dar nici *teamă*.

Odată ce au stomacul plin, *nu* mai vor altă mâncare. Dacă le dai mai mult lapte decât au nevoie, îl vor regurgita. Mănâncă doar atât cât să îşi satisfacă foamea. Nu există ideea *de a vrea mai mult – şi* de aceea sunt atât de *mulţumiţi*. Îi puteţi hrăni cu lapte de la sân, cu lapte de vacă sau cu lapte praf. Pentru ei nu contează, atâta vreme cât stomacul lor îl tolerează, iar foamea le este satisfăcută.

Nu spun niciodată „Mamă, nu-mi place laptele tău. Mai bine mi-ai da lapte praf!". Şi nici nu veţi auzi: „Mami, m-ai înfăşat în păturica roz cu fluturaşi. Eu sunt băiat, aşa că vreau o păturică bleu, cu dinozauri."

Se înveselesc uitându-se pur şi simplu în jur. *Trăiesc momentul* – realmente. O fac spontan, fără să depună niciun efort să trăiască prezentul.

De ce spun că nou-născuţii nu gândesc? Fiindcă întotdeauna gândim cu ajutorul limbajului. Nou-născuţii *nu* ştiu nicio limbă. De asemenea, nu au niciun fel de concepte. De ce? Fiindcă acestea se nasc din limbaj. Aşadar, dacă nu există limbaj, nu există nici concepte.

Nu există situaţii în care copiilor nou-născuţi să le displacă cineva din cauza culorii pielii, a religiei, a naţionalităţii sau a averii – şi asta fiindcă nu au încă niciun *concept* despre religie, naţionalitate, istorie sau bani. *Conceptele* nu există pentru ei. Nici *preferinţe* sau *antipatii*. Şi nici *judecăţi de valoare* – ori sentimentul de *jenă* sau de *ruşine*.

Nu există teamă, furie, ură, dorinţa de a avea mai mult, prejudecăţi... Ci bucurie în stare pură, mulţumire şi linişte. Fiecare moment este proaspăt, imaculat şi nou. Aceasta este adevărata natură umană. Îmi place să îi spun „Sinele real", cel cu care ne-am născut şi am venit fiecare dintre noi pe această planetă.

Să vedem acum ce se întâmplă în timp cu aceşti copii netemători, bucuroşi şi liniştiţi.

Sinele dobândit sau modelat

Treptat, un alt sine se dezvoltă pe măsură ce creştem în cadrul unei societăţi. Este vorba, aşadar, despre *Sinele dobândit*, care se dezvoltă ca urmare a *condiţionării psihosociale*, de la părinţi, de la şcoală şi de la societate în ansamblul ei.

Pe măsură ce creştem, acest Sine dobândit devine din ce în ce mai mare. Se urcă pe locul şoferului, mută Sinele real pe scaunul pasagerului şi, ulterior, chiar pe bancheta din spate sau în portbagaj.

Odată cu înaintarea în vârstă, nu mai vedem decât acest Sine dobândit. Ne identificăm cu Sinele dobândit – *şi credem că aşa suntem*. Devine acel „Eu" virtual din mintea noastră. Identitatea ne este *deturnată* de Sinele dobândit. În loc să vedem răpitorul aşa cum este, credem că aşa suntem noi în realitate. Ironic, nu-i aşa?

Sinele dobândit se află în spatele stresului care vă copleşeşte, inclusiv al temerilor. Reacţionează la factori exteriori, pe care îi numiţi agenţi stresori şi pe care daţi vina atunci când sunteţi stresat. În realitate, Sinele dobândit reacţionează la factorii exteriori şi vă face să vă simţiţi stresat. În acest fel, sursa întregului stres se află în interiorul vostru. Este bine să cunoaşteţi această premisă de bază. De ce? Fiindcă dacă sursa stresului se află în interior, atunci tot acolo se găseşte şi soluţia.

Acest Sine dobândit vă chinuie şi vă stresează chiar şi atunci când nu există evenimente stresante. Creează imediat situaţii *ipotetice* (de tipul „Ce-ar fi dacă?"), astfel încât să vă facă să vă fie teamă. Eu personal îl numesc *monstru*, fiindcă este destul de înspăimântător şi pare puternic, însă, într-un final, nu există decât la nivel virtual.

Din nefericire, habar nu aveţi ce anume se întâmplă, fiindcă vă identificaţi pe deplin cu Sinele dobândit – „creierul" din spatele stresului pe care îl resimţiţi. Îl puteţi numi şi *inamicul din interior.*

Din nefericire, aţi pierdut de tot legătura cu Sinele real – adevărata sursă de bucurie, mulţumire şi linişte interioară. Ca urmare a faptului că aţi fost acaparat complet de Sinele dobândit, suferiţi şi vă stresaţi nu numai vizavi de propria persoană, ci şi pentru cei din jur.

Elementele componente ale Sinelui dobândit

La baza Sinelui dobândit stă acel „eu" virtual şi conceptual pe care îl *confundaţi* cu voi înşivă. În jurul acestui „Eu", există multiple straturi de concepte, informaţii şi cunoştinţe, impregnate complet în Sinele dobândit, care se dezvoltă permanent. Iată câteva exemple: Părinţii mei, Profesorii mei, Prietenii mei, Şcoala mea, Cariera mea, Obiectivele mele, Maşina mea, Casa mea, Frumuseţea mea, Bijuteriile mele, Strămoşii mei, Realizările mele, Cultura mea, Oraşul meu, Ţara mea, Religia mea, Trecutul meu, Viitorul meu.

Elementele componente ale „Eului" virtual

De unde provine acest „Eu" virtual? De fapt, el este un concept care vi s-a impregnat în minte. Îşi are originea în casa în care aţi crescut. Părinţii au ales cu atenţie o etichetă care să vă definească. V-au pus un nume, care în principiu este un sunet. Amândoi rosteau acest sunet arătând către voi. După ce au făcut-o în mod repetat, au reuşit să vă bage în cap că sunteţi cu adevărat Mihai, Andreea sau Ioana. În acelaşi timp, v-au învăţat şi ce înseamnă conceptele Mami sau Tati.

Pe măsură ce aţi crescut în cadrul unei societăţi, aţi dobândit din ce în ce mai multe concepte, care au ajuns să înfăşoare conceptul central de „Eu", asemenea foiţelor de ceapă.

Cum vă declanşează Sinele dobândit senzaţia de teamă

Odată ce Sinele dobândit *vă fură* identitatea, vă şi *conduce* viaţa – pe care ajungeţi să o trăiţi prin *filtrele* create de acesta. Asemenea filtre provin din concepte, cunoştinţe, informaţii şi experienţe. Aceste experienţe pot fi ale voastre, dar la fel de bine şi ale altora (deci virtuale pentru voi), prin prisma articolelor şi opiniilor pe care le vedeţi prin ziare, reviste, la televizor ori pe internet sau pe care le auziţi de la familie şi prieteni.

În principiu, Sinele dobândit vrea să aibă o viaţă cât se poate de sigură. Îşi doreşte siguranţă. De ce? Fiindcă este *în mod inerent* nesigur pe el. *Nu* este real, ci virtual, o fantomă, o iluzie... care are însă senzaţia că este reală şi îşi doreşte să trăiască pentru totdeauna. O idee destul de trăznită, nu-i aşa?

Ca să se simtă în siguranță, Sinele dobândit *interpretează* fiecare experiență (fie ea reală sau virtuală – nici nu contează) în funcție de informațiile stocate deja și judecă experiențele considerându-le bune sau rele, ceea ce duce la declanșarea diverselor emoții – de asemenea, bune sau rele. Ulterior, *depozitează* întreaga experiență alături de emoția declanșată, în *memorie,* unde rămâne *vie,* chiar și pentru câțiva ani. În acest fel își creează mintea *amintirile* din trecut.

Sinele dobândit își dorește *mai multe* experiențe pe care le consideră bune și *fuge* de cele pe care le consideră proaste – aspecte care reprezintă, de fapt, baza *atașamentului* psihologic și a *evitării.* Sinele dobândit *se atașează* foarte tare de experiențele bune, de exemplu laudele și validarea, ceea ce îi permite să se elibereze *temporar* de sentimentul de nesiguranță. De aceea se și atașează de concepte precum *banii, puterea* și *succesul,* fiindcă este lăudat și validat. Cu bani și putere, poate cumpăra *bunuri,* ceea ce îi amplifică *egoul,* dar îi oferă și o validare *temporară,* eliberându-l de nesiguranță.

Sinele dobândit este adesea extrem de atașat de conceptul de frumusețe. De ce? Fiindcă asigură laude, validare și o înlăturare temporară a sentimentului de nesiguranță. Cu toate acestea, sfârșiți prin a deveni un vizitator frecvent al saloanelor de înfrumusețare, al mall-urilor și chiar al cabinetelor de chirurgie plastică, doar ca să vă păstrați ori să vă îmbunătățiți aspectul fizic. Ajungeți să fiți copleșiți de facturi uriașe care vă creează o stare de stres și mai mare.

Apoi, într-o bună zi, puteți observa că v-au apărut niște riduri pe față sau că vă cade părul, ceea ce poate declanșa un buton de *panică.* Din experiența mea, am avut nenumărați pacienți pe care a trebuit să îi consult urgent, fiindcă observaseră în dimineața respectivă, la duș, că părul le cădea smocuri-smocuri – și aveau senzația că este sfârșitul lumii.

Sinele dobândit primeşte, de asemenea, *laude* din partea familiei, prietenilor şi fanilor, pentru diversele succese obţinute, pentru faimă şi pentru realizări – aşa că îşi doreşte din ce în ce mai multe asemenea experienţe. De asemenea, se simte *validat* când are legătură sau este responsabil pentru altcineva. De exemplu, dacă aveţi un animal de companie, vă *validează* existenţa, în calitate de proprietar al lui, şi îi oferă Sinelui dobândit o eliberare treptată de sentimentul de nesiguranţă. De aceea Sinele dobândit nu vrea niciodată să îşi *piardă* animăluţele, familia, prietenii şi fanii. *Chiar şi simpla idee de a-i pierde pătrunde prin stratul extrem de subţire al siguranţei şi dă naştere unui sentiment de nelinişte care declanşează astfel o teamă foarte mare.*

În acelaşi timp, Sinele dobândit încearcă să obţină validare prin intermeniul unor identităţi conceptuale, precum medic, avocat, profesor, lider din sfera politică, socială sau religioasă, star de cinema, angajat al unei anumite companii, cetăţean al unei ţări sau membru al unui grup social, politic ori religios etc. De aceea, simplul gând de potenţială pierdere a identităţii virtuale declanşează o frică uriaşă. Este şi motivul pentru care vă este atât de teamă de posibilitatea pierderii carierei, cetăţeniei, alegerilor, autorizaţiei care vă permite să vă exercitaţi meseria etc.

Sinele dobândit nu vrea *niciodată* să *piardă* nimic din ceea ce consideră că îi aparţine. De aceea se teme să nu îi dispară posesiunile – şi, cu cât sunt mai multe, cu atât îi e mai *frică* să nu le piardă, protejându-le cu orice preţ. În aceste circumstanţe, puteţi sfârşi prin a trăi într-o comunitate închisă, în care nu faceţi altceva decât să vă păziţi bunurile. Chiar şi o simplă ştire despre o persoană care a fost jefuită vă dă fiori pe şira spinării.

În plus, Sinele dobândit vrea *să evite* cu orice preţ experienţele neplăcute, cum ar fi eşecul, pedeapsa, singurătatea, umilirea, sărăcia, înaintarea în vârstă, boala şi moartea. *Chiar și simplul gând al unor asemenea experiențe neplăcute declanșează o senzație de frică intensă.*

Ca să se simtă în siguranță, Sinele dobândit mai folosește o strategie. Fiindcă a fost condiționat să *învețe* din trecut, se folosește de experiențele anterioare (sau chiar de ale altora) și creează situații *ipotetice*, înspăimântătoare, care stau la baza sindromului „Ce-ar fi dacă...?" După aceea, încearcă să găsească soluții – atitudine care reprezintă fundamentul sindromului „Ce voi face dacă...?".

În realitate, aceste situații pur și simplu nu există. Cu alte cuvinte, Sinele dobândit este atât de *nesigur* și *se teme* atât de tare de propria dispariție, încât creează *potențiale* scenarii înfricoșătoare și încearcă să își *imagineze* în fiecare fel posibil cum să *scape* de dispariție. Și, pe parcursul acestui proces, sunteți copleșit de o mulțime de temeri *inutile.*

De asemenea, Sinele dobândit vrea să interpreteze pe loc fiecare situație pe care o întâlnește și fiecare persoană pe care o cunoaște, în funcție de informațiile deja depozitate. De ce? Fiindcă vrea să se simtă în siguranță. De cele mai multe ori, va judeca o persoană considerând-o sigură sau, dimpotrivă, nesigură, fără ca măcar să schimbe un cuvânt. De cele mai multe ori nici măcar nu vrea să își asume vreun risc, așa că nu va interacționa cu niciun individ pe care nu îl cunoaște.

Poate că vă amintiți din copilărie că vi se tot spunea să „nu stați de vorbă cu străinii". La rândul vostru, veți transmite acest mesaj Sinelui dobândit al propriilor copii. Poate că ați citit o știre despre o fetiță care a fost răpită și dusă într-un loc despre care nu se știe nimic, destabilizându-vă astfel sentimentul de siguranță. Evident, uitați pe loc toate interacțiunile cu persoane necunoscute, în care nu s-a întâmplat absolut nimic în neregulă.

Sinele dobândit vrea să știe totul despre viitor, astfel încât să se simtă în siguranță – fiindcă altfel va suferi de teama de necunoscut.

Sinele dobândit se teme foarte tare să nu muriți, fiindcă îi e frică de propria moarte care va surveni odată cu voastră. Prin urmare, orice gând legat de trecerea în neființă declanșează o imensă senzație de teamă.

Fiți stăpânul, nu sclavul propriului Sine dobândit

Principala cauză a temerilor și stresului se află de fapt în interior – mai exact, în Sinele dobândit. Prin urmare, soluția trebuie să se găsească tot în interiorul vostru.

Pe scurt, Sinele dobândit este acel „Eu"virtual, conceptual pe care îl *confundați* cu adevăratul sine. Constă în „Numele meu, Personalitatea mea, Convingerile mele, Trecutul meu, Viitorul meu, Părinții mei, Copiii mei, Profesorii mei, Prietenii mei, Elevii mei, Școala mea, Cariera mea, Obiectivele mele, Realizările mele, Eșecurile mele, Cultura mea, Orașul meu, Țara mea, Religia mea etc. Este o *entitate* virtuală din interiorul vostru și nu vă reprezintă așa cum sunteți cu *adevărat*. Vă *fură* identitatea. Vă controlează *gândurile, emoțiile și acțiunile*. Sinele dobândit stă la baza „minții ocupate și copleșite" – acaparată de un flux *constant* de gânduri. Ulterior, gândurile *provoacă* emoții, iar emoțiile vă *contaminează* gândurile. Se creează astfel un cerc vicios de gânduri-emoții-gânduri care declanșează grijile, anxietatea, furia, frustrările, ura, dragostea, răzbunarea, gelozia, vina, tristețea, depresia, egoismul, lăcomia, egoul, sentimentul de superioritate morală, așteptările, judecățile, ipocrizia, jena sau rușinea. Așadar, *acțiunile* apar ca urmare a gândurilor și emoțiilor, ceea ce vă stresează atât pe voi, cât și pe cei din jur. Acțiunile pot fi verbale, scrise sau fizice.

Cum să fiți mai presus de Sinele dobândit

Mai întâi de toate, trebuie să priviți acest Sine dobândit ca fiind ceva complet separat de voi, fiindcă abia atunci îl puteți vedea așa cum este în realitate. Cu toate acestea, dacă veți continua *să vă identificați* cu Sinele dobândit, nu vă veți desprinde *niciodată* unul de celălalt. Atâta vreme cât sunteți *alipit* de el, evident că nici nu vă puteți elibera.

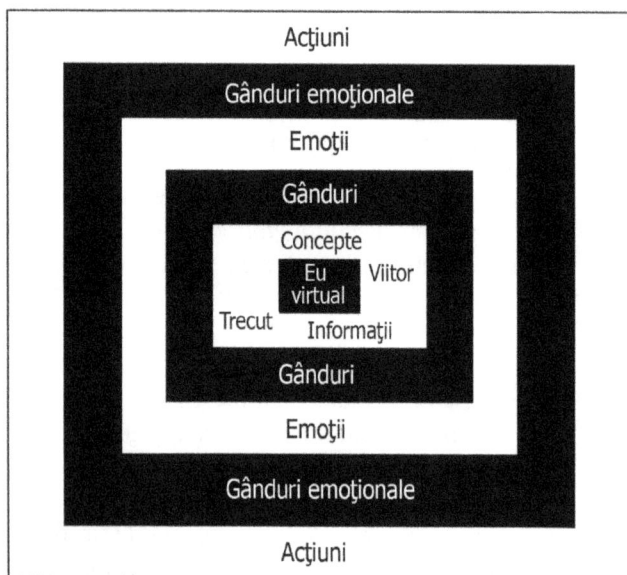

```
                    Acţiuni
          Gânduri emoţionale
                    Emoţii
                  Gânduri
                 Concepte
             Eu        Viitor
           virtual
        Trecut     Informaţii
                  Gânduri
                   Emoţii
          Gânduri emoţionale
                    Acţiuni
```

Sinele dobândit

Pentru a vă *elibera* de Sinele dobândit, trebuie să îl vedeți cum acționează. În momentul în care sunteți acaparat de Sinele dobândit, reacționați *imediat* la *factorii exteriori* – aproape ca un sistem care funcționează pe pilot automat. Aceste reacții automate vă stresează și mai mult – atât pe voi, cât şi pe cei din jur. Ulterior, când vă reveniţi, de cele mai multe ori *regretaţi* ceea ce aţi spus sau aţi făcut.

1. Nu reacţionaţi imediat!

Primul pas pentru a vă *separa* de Sinele dobândit este să *nu* îl lăsaţi să vă controleze automat acţiunile. Opriţi-vă un moment şi *faceţi o pauză* înainte *să reacţionaţi* la ceea ce citiţi, auziţi sau urmăriţi.

2. Concentraţi-vă atenţia asupra prezentului

Încercaţi să vă orientaţi spre momentul *prezent* şi spre ideea de „acum". Ce înseamnă „acum"? *Nu* ceea ce se află în minte, ci ceea ce se află în faţa ochilor. Este doar o problemă de conştientizare.

Faceţi o pauză chiar acum şi acordaţi atenţie lucrurilor pe care le vedeţi, le auziţi, le mirosiţi, le gustaţi şi le atingeţi. Nu vă gândiţi la nimic, ci observaţi pur şi simplu. Experimentaţi tot ceea ce se află în câmpul direct de conştientizare.

În general, atunci când vedem ceva, acordăm atenţie doar obiectelor, fără să ne uităm şi la *spaţiul* în care se află totul. Fără spaţiu, nu ar exista nici obiecte. Aşa că, atunci când vedeţi obiectele, încercaţi să fiţi conştienţi şi de spaţiul în care coexistă ele.

În acelaşi fel, atunci când ascultaţi ceva, acordaţi atenţie şi *tăcerii*, fără de care nu ar exista sunetele.

Folosiţi-vă ochii şi urechile ca să fiţi conştient de spaţiu, de *tăcere* şi de *linişte* care dau naştere tuturor obiectelor, evenimentelor şi sunetelor.

Pe lângă câmpul exterior al conştientizării, există şi unul *interior*. Acest câmp interior este *Eul tău originar.*

Este vibrant, plin de o uriaşă energie, bucurie şi pace interioară. Nici măcar nu există cuvinte care să îl descrie cu acuratețe... Îl puteți simți însă. Este real şi nu este un concept. De aceea Eul dobândit, care constă în concepte, nu îl poate înțelege. Puteți simți câmpul interior de conştientizare calmându-vă pur şi simplu mintea atât de ocupată şi privind cu atenție în interiorul propriei persoane.

De fapt, câmpul exterior de conştientizare este o extensie a celui interior. Am făcut această distincție arbitrară a celor două câmpuri de conştientizare doar pentru a comunica cu voi. Asta-i tot!

Încercați să fiți conştient de momentul prezent şi de ceea ce se întâmplă atât în jur, cât şi în interior – şi exersați acest lucru până când vă faceți un obicei. După aceea, vă puteți *îndrepta* cu uşurință atenția asupra prezentului, imediat ce vă dați seama că sunteți copleşit de propriile gânduri şi emoții.

În momentul în care vă îndreptați atenția asupra prezentului, vă eliberați de gânduri şi de emoțiile asociate. Cu alte cuvinte, vă eliberați de Sinele dobândit. *Instantaneu,* veți simți o *eliberare* de orice teamă sau altă emoție stresantă. Este un pas surprinzător de simplu şi de puternic. Evident, o clipă mai târziu atenția poate fi *absorbită* din nou de gânduri şi emoții. Poți însă conştientiza imediat la loc momentul prezent.

Sinele dobândit are nevoie de *atenție* ca să înflorească. De aceea vă acaparează, în cea mai mare parte a timpului, capacitatea de conştientizare. Cu toate acestea, aveți posibilitatea – şi de voi depinde – să *schimbați* modulul şi să vă *redirecționați* această atenție către prezent. Dacă nu îl băgați în seamă, Sinele dobândit nu poate supraviețui. Atâta vreme cât vă orientați către prezent, vă eliberați de Sinele dobândit.

Nu uitaţi un aspect esenţial: mintea trebuie să se afle acolo unde este şi corpul.

În tot acest timp în care vă concentraţi atenţia asupra prezentului, încercaţi să simţiţi şi să urmăriţi spectacolul pe care îl pune în scenă Sinele dobândit. Nu fugiţi de el. După o vreme, vă veţi obişnui.

Exemplu

Sunteţi blocat în trafic pe drum spre aeroport. Începeţi să vă faceţi griji. „Dacă pierd avionul, atunci nu o să ajung la interviul pentru job – şi se va evapora cea mai mare şansă pe care am avut-o vreodată de a mă angaja la compania visurilor mele". Vă este atât de teamă de apocalipsa pe care a creat-o Sinele dobândit încât ajungeţi să vă înţepe inima şi să vă duceţi la spital... Alternativa ar fi să vă îndreptaţi atenţia asupra prezentului: urmăriţi maşina din faţă, apoi pe cele din laterale, linia autostrăzii, stâlpii care par să se mişte în sens opus, cerul, norii etc. De asemenea, puteţi acorda atenţie respiraţiei care este o acţiune desfăşurată tot în prezent. Există şanse destul de mari să ajungeţi la aeroport în siguranţă, evident fără să aveţi senzaţia de teamă şi tensiunea mărită. Este posibil să întârziaţi sau nu. Dacă nu reuşiţi să ajungeţi la timp, atunci o veţi scoate la capăt cumva. Prin urmare, trăiţi în prezent, rămâneţi ancorat în realitate şi nu veţi avea nicio teamă.

Important!

Să *nu* confundaţi niciodată *concentrarea* cu *atenţia*. Atenţia este o simplă conştientizare şi-atât! Ea apare automat, fără niciun efort. Pe de altă parte, concentrarea şi disciplina presupun o mulţime de efort şi sunt destul de stresante în sine.

3. Folosiţi-vă de logică şi de bunul-simţ!

Faceţi acum următorul pas: folosiţi-vă *logica* – cel mai bun instrument pe care îl au fiinţele umane. De ce? Fiindcă Sinele dobândit este întotdeauna *ilogic* şi nu poate suporta *torţa* iluminatoare a logicii. Prin urmare, folosiţi-vă de logică şi încercaţi să vedeţi *adevăratele trăsături* ale Sinelui dobândit. Descoperiţi singur ce anume stă cu adevărat la baza tuturor temerilor şi stresului. Vedeţi cât de *ilogic* este Sinele dobândit.

De exemplu, Sinele dobândit va fi în continuare *îngrijorat* de aşa-zisul viitor. Folosiţi-vă de bunul-simţ şi veţi vedea că gândurile care vă trec prin minte se pot sau nu materializa... Evident însă că nu se întâmplă chiar acum, în faţa ochilor, nu-i aşa? Prin urmare, este o fantomă, o iluzie. Cum să vă puteţi ocupa de o problemă care nici măcar nu există? Dacă şi când se va întâmpla ceva, „la momentul respectiv, care în acea clipă va fi prezentul", veţi putea acţiona *realmente*, nu virtual (aşa cum ar vrea Sinele dobândit) – nici măcar nu ar avea vreun sens s-o faceţi, căci nu veţi reuşi decât să fiţi şi mai îngrijorat decât înainte.

Un alt exemplu: aveţi peste 60 de ani şi vă simţiţi bine. Într-o bună zi, citiţi însă în ziar că o persoană importantă a murit de cancer. Sinele dobândit declanşează un gând... Dacă am cancer? Ceea ce duce la un alt gând, mai exact acela că vă puteţi pierde sănătatea, că nu vă mai puteţi îngriji singur şi că, în cele din urmă, veţi muri. Ideile în sine amplifică şi mai mult teama. Începeţi să aveţi palpitaţii. Nu vă simţiţi bine şi sunteţi cuprins de anxietate. După aceea, începeţi să vă întrebaţi cine va avea grijă de partenerul de viaţă dacă veţi muri, ceea ce vă face să vă îngrijoraţi şi mai mult, aşa că, brusc, vă treziţi că aveţi un atac de panică.

Chiar în toiul unui atac de panică, faceţi o pauză, respiraţi adânc şi începeţi să vă număraţi respiraţiile. Uitaţi-vă de jur împrejur şi vedeţi ce se întâmplă cu adevărat în faţa ochilor. Simțiți spațiul din interiorul pieptului. În același timp, simțiți frica, dar nu vă lăsați copleșit de ea. Încercați să vă dați seama că Sinele dobândit este cel care se teme. Sinele real este de neatins. Imediat după aceea, folosiți-vă de logică și puneți-vă următoarea întrebare: „Am cancer în acest moment? Îmi pierd libertatea acum?" Și vă veți da seama că în clipa respectivă chiar nu aveți nicio problemă. Și vă va fi cât se poate de clar că Sinele dobândit vă păcălește și vă determină să vă creați un viitor imaginar. În momentul în care vedeți ce reprezintă în realitate Sinele dobândit – și anume o entitate complet separată –, începe să își piardă din putere. Folosindu-vă de logică, îi spuneți minții: „O să mă descurc cu această boală, dacă și când va apărea." Notați-vă undeva în minte să discutați cu un medic despre asta – sau chiar notați-vă pe o hârtie. Veți vedea că teama dispare complet și că vă puteți vedea mai departe de viața de zi cu zi.

În plus, *însușiți-vă* una dintre legile de bază ale naturii: dacă v-ați născut, atunci la un moment dat veți și muri. *Nu* există excepții de la această regulă. Cu toate acestea, Sinele dobândit nu vrea să moară, ci dimpotrivă, își dorește să trăiască veșnic. Prin urmare, face din moarte o problemă care trebuie evitată, păcălită, cucerită etc. În acest fel, creează un sentiment *negativ* în legătură cu moartea. Prin prisma propriului Sine dobândit, mulți oameni *își fac griji* toată viața că vor muri... după care, într-o bună zi, chiar se întâmplă acest lucru. Trist!

Încetați să vă mai faceți griji și începeți să vă trăiți viața. Fiindcă o puteți face doar în momentul în care vă eliberați de Sinele dobândit.

În loc să vă faceți griji, acționați chiar acum. De exemplu, alimentați-vă corect, faceți mișcare în mod regulat și luați vitamina D zilnic. Există șanse mari să nu vă îmbolnăviți de astm, colită, cancer, diabet, hipertensiune sau boli cardiovasculare. Și chiar dacă veți dezvolta o afecțiune, o veți putea gestiona la momentul respectiv.

Cu toate acestea, dacă veţi continua să vă faceţi griji, dar fără să acţionaţi, există riscul să vă îmbolnăviţi. În loc să vă îngrijoraţi din cauza potenţialelor rezultate, acţionaţi la momentul oportun – cel prezent.

Atenţie!

Am rugămintea să fiţi conştienţi de faptul că am apelat la cuvântul „logică" în sensul de simţ al măsurii, cu care se naşte fiecare fiinţă umană. Nu l-am utilizat în sensul de raţionament.

4. Fiţi conştient de faptul că trăim într-o lume conceptuală

V-aţi gândit vreodată la lumea în care trăim? Dacă analizaţi totul dintr-o perspectivă proaspătă şi logică, fără noţiuni preconcepute, veţi descoperi că trăim într-o *lume conceptuală* şi *virtuală*, nu într-una reală.

Fiindcă toată lumea din jurul nostru trăieşte în această lume conceptuală şi virtuală, credem că este reală. Mai mult, o acceptăm pur şi simplu ca fiind reală şi nici măcar nu ne mai deranjăm să investigăm dacă aşa este sau nu.

Să presupunem, de exemplu, că vă uitaţi la televizor la ceremonia decernării Premiilor Oscar. Prin filtrul minţii deja condiţionate (Sinele dobândit), vedeţi cinci actriţe nominalizate la categoria „cel mai bun rol principal feminin". Cea care câştigă este – evident – încântată şi uluită –, dar celelalte patru se simt învinse, chiar dacă încearcă să afişeze un zâmbet fals. Pentru învingătoare, momentul mult dorit a sosit în sfârşit – cel pe care l-a aşteptat de ani de zile. Este copleşită de emoţii, dar reuşeşte să ţină un discurs lacrimogen. După aceea, momentul ei s-a terminat. În câteva minute, altcineva va trece prin emoţii similare.

Dacă obişnuiţi să vă uitaţi la filme, aveţi cu siguranţă propria opinie vizavi de „cine merită să fie desemnată cea mai bună actriţă. Dacă va câştiga vedeta pe care o admiraţi, sunteţi *în culmea fericirii*, iar dacă pierde, veţi fi *dezamăgit*, uneori chiar *furios* şi *amărât* din cauza *lipsei de corectitudine.*

Cu toţii numim acest domeniu *entertainment* – sau divertisment. Vă doriţi să fiţi la curent cu tot ceea ce s-a întâmplat acolo, iar lumea din jur este pregătită să vă ofere aceste informaţii! În următoarele câteva zile, citiţi despre eveniment pe internet, în ziare sau reviste. Vedeţi la televizor imagini de la petrecerile organizate înainte şi după decernarea premiilor, cine şi cum a fost îmbrăcat, detalii de culise etc.

În următoarele câteva zile, discutaţi cu prietenii despre întreaga experienţă şi vă distraţi. De fapt, cu cât ştiţi mai multe detalii, cu atât vă puteţi impresiona mai mult prietenii şi cu atât vă veţi simţi mai special.

Să urmărim acum întregul eveniment cu ajutorul minţii necondiţionate – mintea unei persoane fără un Sine dobândit. Veţi vedea, de fapt, o persoană care urcă pe o scenă şi primeşte o simplă bucată de metal. Ţinând-o în mână, se emoţionează foarte tare, ochii se umplu de lacrimi, iar vocea îi este întretăiată. Spune câteva cuvinte, după care toată lumea începe să aplaude. Iar tu te întrebi de ce.

Evident, acea bucată de metal are în spate un *concept* uriaş. Femeia care apare pe scenă nu este o simplă femeie, ci are şi ea în spate un *concept* uriaş. Întregul spectacol este un *concept* uriaş. *Şi întregul concept se suprapune peste cel din mintea voastră, cel legat de Oscaruri, de actriţe şi actori, de filme şi de succes, realizări, faimă, avere şi strălucire.*

Cu alte cuvinte, Sinele dobândit – monstrul *copil* – este hrănit de părintele mostru reprezentat de societate! De aceea vă place atât de mult. Pentru voi şi pentru oricine altcineva, devine real. În realitate, nici măcar nu întrebați dacă este real sau nu. Vă uitați și vorbiți despre aceste lucruri ca și cum ar fi reale.

Este interesant să știți că puteți vedea caracterul superficial, virtual, al acelei părți din lumea conceptuală de care nu sunteți atașați. De exemplu, dacă sunteți pasionat de sporturi și nu de filme, se poate să nu fiți interesat de Oscaruri și chiar să vă dați seama cât de superficial este spectacolul, dar nu veți rata SuperBowl, turneul de la Wimbledon, Cupa Mondială, Jocurile Olimpice etc. Fiecare dintre aceste cuvinte are în spate niște concepte uriașe – mai exact, conceptul de victorie, realizare, faimă, avere și strălucire.

Dacă veți judeca logic, veți descoperi că cele mai multe sporturi sunt legate de prinderea, aruncarea și/sau lovirea mingii. Lumea nu vede lucrurile așa, ci privește aceste sporturi ca pe o chestiune de *competiție, victorie, realizare, faimă* și *strălucire.*

Ați înțeles natura virtuală și conceptuală a unor asemenea evenimente. Cu toate acestea, de unele dintre ele vă loviți și în viața de zi cu zi. Ei bine, analizați-vă cu atenție activitățile zilnice și vă veți da seama că cele mai multe dintre aceste chestiuni au legătură cu lumea virtuală – cea a conceptelor.

Iată în continuare câteva exemple: (Aș vrea să subliniez foarte clar că fac aceste observații folosind o logică simplă. Nu critic nimic și nici nu iau în derâdere vreunul dintre aceste concepte. Evident, nu trebuie să fiți de acord cu mine.)

Internetul, televiziunea, ziarele și revistele vă duc în mod evident într-o lume virtuală, conceptuală. Mulți își încep ziua citind un ziar sau uitându-se la o emisiune matinală. Răsfoiesc diverse reviste și navighează în timpul zilei pe internet. Seara, se uită la televizor sau mai citesc diverse chestii online. Cei mai mulţi stau blocaţi la televizor sau pe internet timp de câteva ore bune pe zi.

Este interesant să vedem persoane mai în vârstă care se plâng că tinerii îşi irosesc timpul pe internet, jucând diverse jocuri video sau vorbind pe chat. Între timp, ei îşi petrec vremea citind ziare, uitându-se la televizor sau discutând despre politică ori religie.

Tot ceea ce citiţi în ziare, reviste sau cărţi ori vedeţi la televizor şi pe internet este conceptual şi virtual, nu-i aşa?

Tot ceea ce vedeţi în filme, la teatru, la muzee şi galerii de artă este conceptual, nu-i aşa? Toate imaginile, picturile şi statuetele sunt în mod evident conceptuale.

Toate cunoştinţele, indiferent că este vorba despre istorie, matematică, ştiinţe, arte, geografie sau afaceri sunt virtuale şi conceptuale, nu-i aşa? Pornind de la acest raţionament, tot sistemul educaţional este conceptual.

Limbajul în sine este conceptual. Observaţi cum fiecare cuvânt poartă cu sine un concept – aşa cum am discutat anterior.

Dar sistemele politice şi sociale? Toate sunt conceptuale.

Dar instituţiile religioase? Şi ele sunt tot conceptuale.

Dar culturile, tradiţiile şi valorile? Toate sunt conceptuale.

În realitate, vedeţi munţi, pământuri, clădiri, drumuri, copaci, animale, cerul, norii şi apa. Cu toate acestea, pe hartă vedeţi continente, ţări, judeţe, provincii şi oraşe – toate sunt conceptuale.

Dar căsnicia, poveştile de dragoste, logodna, divorţul? Toate sunt concepte, nu-i aşa?

Dar timpul? Secunde, minute, ore, zile, săptămâni, luni şi ani... Toate sunt conceptuale. Şi, în consecinţă, multe culturi şi-au creat propriile calendare.

Dar sărbătorile naţionale, religioase şi culturale? Toate sunt conceptuale.

Există concepte ataşate aurului, platinei, bijuteriilor şi diamantelor. În realitate, sunt simple metale sau roci, însă în spatele lor există nişte concepte extrem de ample.

Dar banii? Acest concept este atât de copleşitor, încât nimeni nu se gândeşte la ei într-un mod atât de conceptual.

Conceptul banilor

Aproape toţi suntem preocupaţi de problema banilor şi de situaţia economică. Pentru cei mai mulţi oameni, banii reprezintă o sursă constantă de griji.

Ce înseamnă economia? Este un simplu concept, nu-i aşa? Nu putem vedea economia, nu e palpabilă. Vedem şi pipăim banii care tot un concept reprezintă. Un dolar, zece euro, cinci yeni, o sută de pesos, cincizeci de rupii etc.

Dacă i-aţi da unui copil de un an o bancnotă de 100 de dolari, probabil că o va băga în gură, o va mesteca puţin şi o va arunca. De ce? Fiindcă nu are noţiunea banilor. Daţi-i însă aceeaşi bancnotă când este deja adolescent şi va fi extrem de încântat. De ce? Fiindcă ştie deja ce înseamnă banii. În realitate, sunt simple bucăţi de hârtie, dar de ei sunt ataşaţi, în mod evident, un concept.

Toată lumea vrea să facă bani. Banii în sine reprezintă un concept, dar oamenii nu se gândesc la ei în acest fel. Pentru ei, banii sunt reali. „Nu poţi face nimic fără bani", aţi putea argumenta – însă nici asta nu îi transformă în ceva palpabil. *Pot fi necesari într-o anumită măsură, dar nu sunt reali. Ca să trăiţi într-o lume conceptuală, aveţi nevoie de bani – dar nici acest lucru nu face din ei ceva real.*

Dacă veţi analiza problema mai cu atenţie, veţi descoperi că banii reprezintă o modalitate prin care oamenii fac diverse tranzacţii unii cu ceilalţi. Nu cu multă vreme în urmă, încă mai foloseau pui, ouă, orez sau alte alimente ca să cumpere unii de la alţii servicii. Animalele nu o fac.

Evident, oamenii au dezvoltat *conceptul de comerţ.* Acesta a apărut în momentul în care fiinţele umane au început să trăiască în comunităţi. Un exemplu ar fi datul la schimb al grâului pentru ouă. Iniţial, avea un scop, dar la un moment dat a ajuns să controleze rasa umană. Conceptul metalelor preţioase şi al banilor şi-a făcut simţită prezenţa. Cu cât oamenii aveau mai mulţi bani (sau mai multe metale preţioase), cu atât puteau cumpăra mai multe lucruri. Iniţial, achiziţionau produse de strictă necesitate: alimente, haine, case... La un moment dat însă, nu a mai fost suficient. Voiau din ce în ce mai mult. De ce? Fiindcă societatea a creat şi alte concepte: prestigiu, faimă, strălucire, plăcere, divertisment, vacanţe şi putere. Cu cât cineva are bani mai mulţi, cu atât mai puternic, mai faimos şi mai prestigios este. De asemenea, îşi permite şi un stil de viaţă superior.

Cu bani, puteţi cumpăra diverse obiecte conceptuale: maşina la care visaţi, casa în care v-ar plăcea să locuiţi, vacanţa preferată etc. Banii nu mai reprezintă demult un mijloc de achiziţionare a necesităţilor de bază, ci sunt folosiţi pentru a vă satisface egoul – o parte a Sinelui dobândit.

„Dorinţa de mai mult" este vectorul din spatele conceptului banilor. Nimic nu este suficient atunci când vă doriţi mai mult. Chiar şi un miliardar încearcă să aibă mai mult!

De ce conceptele nu sunt în regulă?

Conceptele în sine nu sunt greşite. Însă în momentul în care nu sunt tratate ca simple concepte, ci ca realitate, devin problematice şi creează o stare de stres.

Folosiți-vă de logică și vă veți da seama că, practic, *conceptele nu reprezintă realitatea și că realitatea nu este conceptuală...* Însă cea mai mare parte a oamenilor se pierd în concepte și cred în ele ca și cum ar fi adevărul absolut. Se atașează de ele. Fie le adoră (caz în care vorbim despre un atașament pozitiv), fie le urăsc (atașament negativ). Ulterior, acțiunile lor se pliază pe aceste atașamente. Acțiunile apar din concepte care creează un stres uriaș atât pentru voi, cât și pentru cei din jur.

De asemenea, conceptele împart oamenii în grupuri. Fiecare grup crede că propriile concepte sunt adevărate, lucru care, evident, duce la apariția *conflictelor.* Un grup consideră că celelalte îi *amenință* sistemul colectiv de convingeri, ceea ce creează o teamă colectivă. Acest lucru duce de cele mai multe ori la violență – verbală, dar și fizică – și uneori chiar la bătălii și la războaie.

5. Folosiți-vă de Sinele dobândit pentru a funcționa în lumea reală

Lumea *conceptuală* colectivă, pe care o numim lume reală, este transferată în mintea indivizilor, ajungând să se transforme în Sinele dobândit. Cele două lumi sunt una *extensia* celeilalte și se *alimentează* reciproc. În principiu, este o singură și mare lume *conceptuală.*

Nu vă apucați să vă urâți Sinele dobândit. În realitate, are și el însemnătatea lui, reprezentând instrumentul care vă ajută să funcționați în lumea conceptuală, dar cu care cu siguranță nu vă identificați. Problemele apar atunci când îl confundați cu propria persoană și vă pierdeți adevărata identitate. În scurtă vreme deveniți sclavul Sinelui dobândit, ceea ce vă stresează și mai mult – atât pe voi, cât și pe cei din jur. Pe de altă parte, trebuie să vă ridicați deasupra lui, nu să îi deveniți sclav.

Când aveţi diverse interacţiuni în lumea conceptuală, schimbaţi modulul şi acordaţi atenţie Sinelui dobândit – fără să vă lăsaţi însă acaparaţi de el. Imediat ce nu mai aveţi nevoie de asistenţa Sinelui dobândit, reveniţi din nou la momentul prezent.

Pe scurt, sunteţi şeful propriei atenţii şi o puteţi gestiona aşa cum doriţi. Puteţi schimba mereu modulul şi să vă concentraţi succesiv atenţia între Sinele dobândit şi prezent. În acest fel, puteţi *funcţiona* în lumea conceptuală, fără să deveniţi sclavul sinelui dobândit.

6. O viaţă fără stres

Cu câteva excepţii, aproape toţi ne simţim consumaţi de lumea *conceptuală* din mintea noastră, de Sinele dobândit şi colectiv, uneori într-o măsură atât de mare încât considerăm că aceasta este lumea reală.

Aşa cum am văzut, lumea conceptuală este una caracterizată de stres care afectează din plin indivizii. Ei nu văd nicio cale de scăpare. Îşi *justifică* într-un fel viaţa stresantă pe care o au prin afirmaţii precum: „Oh! Stresul face parte din viaţă. Pur şi simplu nu ai ce face!" Ulterior, îşi caută refugiu în droguri, alcool, petreceri, vacanţe sau jocuri de noroc, ceea ce îi eliberează temporar de stres, acesta amplificându-se însă pe termen lung.

Odată ce v-aţi dat seama *clar* de caracterul *conceptual* a tot ceea ce înseamnă „Eu" şi de natura *conceptuală* a lumii, v-aţi şi eliberat de ele. Făcând această schimbare mentală, veţi deveni mult mai înţelept şi nu vă veţi mai simţi atât de stresat.

Vă veţi da seama, de exemplu, că banii sunt un concept. Ei vă ajută să vă asiguraţi traiul de zi cu zi într-o lume conceptuală – şi-atât! Câştigaţi bani pentru a vă îndepli *nevoile* de bază, precum alimentele, adăpostul, hainele, transportul etc. Cu toate acestea, vedeți foarte clar diferența dintre „necesități" și „dorințe". Ajungeți să înțelegeți că Sinele dobândit are o listă nesfârșită de „dorințe" – adică factorii care stau la baza lăcomiei și a lipsei de mulțumire.

De asemenea, veți vedea că Sinele dobândit se simte mai bine în momentul în care urmărește anumite profesii, de altfel respectabile, sau atunci când caută faima, când locuiește într-o vilă impunătoare, în care are diverse bunuri sau un anumit stil de viață ș.a.m.d. Veți vedea și cât de ahtiat este după bani și cât de mult stres creează acest lucru.

Odată ce v-ați eliberat de dorințe, de lăcomie și de ego, sunteți mulțumit de jobul pe care îl aveți sau de domeniul în care lucrați, atâta timp cât vă permite să vă asigurați nevoile de bază. În momentul în care nu sunteți atașat de o casă, de anumite bunuri sau un stil de viață, nu vă mai faceți griji că le puteți pierde.

În această lume conceptuală, o mulțime de oameni sfârșesc prin a face diverse lucruri în neregulă doar pentru a avea mai mulți bani. Prin urmare, se tem să *nu* fie prinși. Odată ce v-ați eliberat de lăcomie, evident că nu mai întreprindeți nimic ilegal doar pentru bani. Prin urmare, *nu* vă veți mai teme că veți fi prinși, fiindcă vă vedeți de treabă.

În plus, nu vă căutați *identitatea* prin intermediul profesiei, funcției sau poziției ocupate. Așadar, *nu* vă mai gândiți că le puteți pierde, iar grijile rămân la distanță.

Ca elev sau părinte al unui elev, nu mai încercați cu orice preț să obțineți un loc la o facultate prestigioasă. Ca elev, vă veți da seama singur la ce anume sunteți mai bun și veți urma acel domeniu. Se poate să vă aducă o mulțime de bani (sau nu), dar vă simțiți perfect normal, fiindcă v-ați eliberat de Sinele dobândit și, prin urmare, de dorințe, lăcomie și ego. În acest fel, nu trebuie să vă mai stresați punându-vă întrebări precum „Ce-o să fac dacă nu sunt acceptat la Harvard?"

Vă daţi seama că regulile sunt concepte, recunoscându-le însă valoarea funcţională. Prin urmare, *respectaţi* regulile de circulaţie sau pe cele din campus, vă *plătiţi* taxele şi vă *supuneţi* normelor din domeniul în care lucraţi. În acest fel, deveniţi un cetăţean exemplar. Nu aveţi *nimic* de ascuns. Prin urmare, nici *nu* vă este teamă că veţi fi prins.

Vă daţi seama că, în general, căsnicia este un concept, dar îi vedeţi valoarea funcţională şi faceţi acest pas fiindcă trăiţi într-o societate. Eliberaţi de Sinele dobândit, nu mai căutaţi aventuri extraconjugale – preferate de Sinele dobândit, care vrea să îşi satisfacă egoul şi să scape de suferinţele emoţionale. Evident, dacă nu aveţi relaţii în afara căsniciei, nici nu vă mai faceţi griji că veţi fi prins.

Vă daţi seama că frumuseţea este un concept. În consecinţă, *nu* vă faceţi griji că vă pică nişte fire de păr, că părul începe să încărunţească sau că v-a apărut un rid ori un coş pe faţă. Nu vă vopsiţi părul, nu vă daţi cu cremă antirid şi nu mergeţi la cabinetul unui specialist în chirurgie plastică – ceea ce înseamnă automat că toate *grijile* legate de efectele secundare ale acestor vopseluri şi creme, de costul uriaş al unei operaţii estetice şi de posibilele sale consecinţe nu îşi vor mai face simţită prezenţa.

Vă veţi da seama de caracterul conceptual al tuturor sporturilor, emisiunilor de televiziune şi acţiunilor tranzacţionate la Bursă. Imediat după aceea, *nu* vă veţi mai face griji de faptul că echipa preferată pierde, că emisiunea favorită nu va mai fi difuzată sau de performanţa acţiunilor de pe piaţa bursieră.

De asemenea, vă veţi da seama că toate grupurile politice, sociale şi religioase sunt virtuale. După aceea, nu veţi mai lua partea nimănui şi *nu* vă veţi mai face griji că una dintre părţi pierde sau câştigă.

Vă daţi seama că internetul, televiziunea, ziarele şi revistele vă ţin *captivi* în lumea conceptuală. Şi, automat, nu veţi mai dedica atât timp acestor activităţi. În acest fel, nu mai auziţi nimic senzaţional, înfricoşător şi terifiant, eliberându-vă astfel de temerile inutile.

Odată ce v-aţi dat seama de legea universală a naşterii şi a morţii, nu veţi mai fi îngrijorat că veţi muri. Pentru a face faţă unei boli, luaţi medicamentul prescris şi faceţi schimbările adecvate în ceea ce priveşte mişcarea şi dieta. Vă veţi da seama de faptul că sunteţi viu pur şi simplu până în momentul în care muriţi, dar şi că viaţa este dată pentru a fi trăită, nu pentru a vă face griji.

Pe scurt, încercaţi *să minimalizaţi* lumea conceptuală şi să o reduceţi la necesităţile de bază. În acest fel, veţi avea la dispoziţie o mulţime de timp pe care să îl petreceţi în lumea reală, în momentul prezent, unde nu există griji şi niciun fel de stres... Şi nu e o viaţă plictisitoare. Ba din contră! Odată ce aţi intrat în legătură cu Sinele real, aţi găsit o *imensă* sursă de bucurie şi pace interioară – drept pentru care nu veţi mai avea nevoie să căutaţi senzaţii tari, freamăt şi distracţie fără limite.

Doar aşa veţi avea o viaţă plină de *bucurie* şi de *linişte*, complet eliberată de teamă şi de orice urmă de stres.

Capitolul 11

Dieta în boala Graves

Pacienților mei care suferă de boala Graves le recomand dieta descrisă în cele ce urmează.

CE SĂ NU MÂNCAȚI

1. Fără sare iodată, fructe de mare și alge – și fără alimente procesate

Iodul este un ingredient esențial al hormonului tiroidian. În boala Graves, glanda tiroidă „lucrează" deja la capacitate maximă ca să producă hormonul tiroidian. Din acest motiv, consumul unor alimente bogate în iod este similar cu situația în care cineva toarnă benzină peste un foc. Prin urmare, evitați produsele bogate în iod, precum fructele de mare, algele sau sarea iodată. Pentru a da gust mâncării, puteți folosi sare de mare, care are un conținut mai scăzut de iod.

Nu aveți voie să consumați mâncăruri conservate, gustări sub formă de batoane sau mese congelate. Alegeți alimente proaspete, adevărate și organice. Adevărata valoare nutrițională a alimentelor (raportat la ceea ce scrie pe eticheta lor) *se pierde* în momentul procesării, depozitării sau congelării. În plus, multe dintre aceste alimente conțin sare iodată.

Încercați să vă cultivați propriile legume și fructe. În plus, puteți merge în piețe unde vând și fermieri, astfel încât să puteți cumpăra fructe și legume proaspete.

2. Eliminați amidonoasele

Amidonoasele sunt carbohidrați rafinați. Ce este un carbohidrat? Din punct de vedere chimic, el este compus din atomi de carbon, hidrogen și oxigen.

Ca sursă nutrițională, carbohidrații sunt împărțiți în trei grupe:

A. Monozaharide, care constau într-un singur tip de zaharuri simple, precum glucoza sau fructoza. Un monozaharid nu presupune descompunerea ulterioară în intestine înainte de a fi absorbit în sânge.

B. Dizaharide, care constau în două molecule de monozaharid, legate între ele. De exemplu, zahărul de masă (sucroza) este compus din glucoză și fructoză. Laptele de masă (lactoza) constă în glucoză și galactoză. Un dizaharid presupune descompunerea ulterioară în intestine, înainte să poată fi absorbit în sânge. De exemplu, sucraza (o enzimă prezentă în peretele intestinal) descompune sucroza în glucoză și fructoză. Lactaza, o altă enzimă din peretele intestinal, descompune lactoza în glucoză și galactoză.

C. Polizaharidele sunt formate din câteva sute sau chiar mii de molecule de glucoză legate între ele. În timpul digestiei normale, aceste polizaharide sunt descompuse în glucoză, care este apoi absorbită de sânge. Digerarea polizaharidelor este un proces complex, care presupune mai multe enzime digestive, inclusiv *maltaza*, din intestinul subțire.

Foarte multe persoane care au boala Graves nu pot digera corect polizaharidele din cauza deficienţei enzimelor specifice din intestine. Polizaharidele parţial digerate devin o hrană optimă pentru bacterii şi drojdii, care se dezvoltă şi duc la suprapopularea bacteriană intestinală şi la sindromul intestinului permeabil.

Principalele polizaharide din dietele noastre sunt amidonoasele. Prin urmare, **eliminaţi-le complet din dietă.** Printre ele se numără grâul, orezul, ovăzul, orzul, secara, porumbul, cartofii şi batatele.

Mai există şi o altă polizaharidă prezentă în dieta noastră, numită celuloză, care nu poate fi descompusă în intestinul uman. Prin urmare, nu ajunge să fie hrană pentru bacterii. Celuloza este fibra noastră dietetică – un important ingredient al sănătăţii. Aceasta previne absorbţia rapidă a glucozei, diminuează colesterolul şi previne constipaţia.

Este interesant de menţionat că, în natură, plantele conţin carbohidraţi precum amidon, celuloză şi zahăr simplu, în special fructoză. După recoltare, planta este *procesată*, eliminându-se celuloza şi păstrându-se amidonul. Prin urmare, spunem că toate aceste amidonoase sunt carbohidraţi *rafinaţi.*

Unele persoane cu boala Graves ajung chiar la pierderea vililor intestinali (nişte structuri minici, în formă de degete, din suprafaţa intestinală, extrem de importante pentru digestie şi absorbţia polizaharidelor). Această afecţiune se numeşte boala celiacă sau intoleranţa la gluten. Pentru a depista boala celiacă, există o analiză de sânge specifică, care are rolul de a detecta anumiţi anticorpi speciali, numiţi anticorpi antitransglutaminază (tTGA) sau anti-endomysium (EMA). Presupunând că aţi făcut acest test şi a ieşit pozitiv, atunci trebuie să urmaţi pentru tot restul vieţii o dietă fără gluten – ceea ce înseamnă să nu mâncaţi sub nicio formă *grâu, orz, ovăz* şi *secară.* Este recomandat să citiţi întotdeauna cu atenție etichetele alimentelor pe care doriți să le cumpărați.

3. Nu consumați zahăr, substituenți ai zahărului și alcooli din zahăr, dar alegeți mierea

Spuneți la revedere zahărului, chiar și celui brun, dar și alimentelor care conțin zahăr. De ce? Fiindcă zahărul cauzează sindromul de intestin permeabil. Iată care este procesul: o moleculă de zahăr constă în glucoză și fructoză. În timpul digestiei, fiecare moleculă de zahăr trebuie să fie descompusă în glucoză și fructoză de către o enzimă numită *sucrază*, înainte să poată fi absorbită în sânge. O mulțime de pacienți cu boala Graves nu au suficientă *sucrază* ca să digere zahărul. Zahărul nedigerat se transformă apoi într-un mediu propice înmulțirii excesive a bacteriilor în intestin, ce poate duce la sindromul de intestin permeabil. Prin urmare, are loc o stimulare inutilă a sistemului imunitar, așa cum am explicat anterior.

Puteți folosi mierea pe post de îndulcitor, fiindcă fiecare moleculă de miere constă doar în glucoză. Ea nu necesită descompunerea ulterioară în intestin înainte de a fi absorbită în sânge.

Evitați îndulcitorii artificiali precum sucraloza (Splenda), zaharina (SugarTwin, Sweet'N Low), aspartamul (Equal, NutraSweet), acesulfamul (Sunett, Sweet One) și neotamul.

De asemenea, fiți atenți la alcoolii din zahăr, precum sorbitolul, manitolul, xylitolul, lactitolul, maltitolul, erythritolul, isomaltul sau HSH (hidrolizat de amidon hidrogenat).

Acești îndulcitori artificiali sunt folosiți pe scară largă în alimentele procesate, inclusiv în băuturile răcoritoare, în amestecurile de băuturi sub formă de pudră, în ciocolată, prăjituri, torturi, gumă de mestecat şi bomboane. Aceste produse sunt de obicei prezentate ca fiind fără zahăr sau cu un număr redus de calorii – ceea ce evident că atrage marea masă a consumatorilor.

Ca regulă generală, nu vă atingeţi de mâncărurile şi alimentele procesate. Ele NU sunt naturale, indiferent de ceea ce pretind producătorii, ci nişte substanţe sintetice, uneori dezvoltate din substanţe naturale, dar produsul final nu are nicio legătură cu ceea ce există în natură. Sucraloza, de exemplu, este obţinută atunci când zahărul este tratat cu clorură de tritil, anhidridă acetică, clorură de hidrogen, clorură de thionyl şi metanol, în prezenţa mai multor elemente precum dimetilformamidă, 4-metilmorfolină, toluen, metil-isobutil-cetonă, acid acetic, clorură de benziltrietliamoniu şi metoxid de sodiu, conform lucrării *Sweet Deception* („Decepţia dulce"). În urma procesării, evident că sucraloza nu mai are legătură cu nimic din ceea ce se găseşte în natură.

Îndulcitorii artificiali şi alcoolii din zahăr pot declanşa mai multe efecte secundare, printre care gaze şi crampe abdominale. De ce? Fiindcă aceste substanţe chimice nu sunt de obicei absorbite corect şi devin un combustibil pentru suprapopularea bacteriană în intestine. Unele pot declanşa chiar şi simptome neurologice, precum confuzie, dureri de cap sau ameţeli. În plus, există temeri serioase privind siguranţa lor pe termen lung.

Evitaţi orice alimente care conţin sirop de porumb, care are un conţinut ridicat de fructoză, fiindcă favorizează dezvoltarea bacteriilor în intestine şi duc la declanşarea sindromului de intestin permeabil. În plus, pot declanşa obezitate, diabet, boli cardiace şi afecţiuni hepatice.

Iată câteva dintre cele mai des întâlnite produse alimentare pe care ar trebui să le evitaţi, fiindcă sunt pline de amidon, zahăr sau substituenţi ai zahărului.

• Pâine, orez şi paste. Printre produsele de panificaţie se numără pâinea albă, pâinea din grâu integrală, pâine din aluat, pâine franţuzească sau italienească, baghete, croissante, biscuiţi, chifle de hamburger, chifle, lipii, pâinică indiană, tortilla, tacos şi multe alte produse similare.

• Chipsuri de cartofi, nachos, cartofi prăjiţi.

• Orez, inclusv orez alb, brun sau sălbatic.

• Napolitane, plăcinte, gogoşi, clătite, produse de patiserie, prăjituri, bomboane şi torturi.

• Ciocolată, cereale, pizza, gumă de mestecat.

4. Fără băuturi răcoritoare, fără sucuri de fructe şi fără alcool

Nu consumaţi niciun fel de băuturi răcoritoare, nici măcar versiunile dietetice. De ce? Fiindcă băuturile răcoritoare sunt pline de sirop de porumb cu un conţinut ridicat de fructoză şi de zahăr. Băuturile răcoritoare dietetice folosesc îndulcitori artificiali şi alcooli din zahăr.

Evitaţi, de asemenea, şi sucurile din fructe vândute la magazinele alimentare, deoarece conţin doar o cantitate mică de suc de fructe şi o mulţime de apă cu zahăr. Evitaţi chiar şi sucul natural, proaspăt stors. De ce? Fiindcă într-un final veţi consuma o cantitate mare de zahăr în stare naturală – mai exact, fructoză. De exemplu, în loc să mâncaţi doar o singură portocală întreagă, va trebui să folosiţi 3-4 portocale ca să obţineţi un pahar de suc pur al acestui fruct.

În loc de suc proaspăt, mâncaţi două sau trei porţii de fructe proaspete pe zi. De ce? Fiindcă fructele întregi nu conţin numai zahăr (fructoză), ci şi *pulpa*, care încetineşte absorbţia zahărului. De aceea există o creştere *mai mică* a nivelului de zahăr în sânge după ce aţi mâncat *un fruct întreg*, comparativ cu *sucul de fructe*, care duce la o creştere rapidă a nivelului de zahăr în sânge.

Evitaţi băuturile alcoolice. De ce? Fiindcă alcoolul este considerat, din punct de vedere medical, o toxină pentru ficat, pancreas, creier şi nervi. În plus, băuturile alcoolice conţin carbohidraţi şi zahăr. De exemplu, cele mai multe tipuri de bere provin din cereale – adesea din orz sau malţ.

CE ANUME PUTEM BEA?

Apa, ceaiul şi cafeaua (decafeinizată) ar trebui să facă parte dintre preferinţe. Dacă mergeţi la un restaurant, comandaţi apă. Mulţi îşi iau o băutură răcoritoare sau un desert într-un restaurant, la presiunile anturajului. Nu uitaţi că organismul *nu* s-a schimbat cu nimic doar fiindcă aţi ales să luaţi masa în oraş.

CE ANUME PUTEM MÂNCA?

1. Legume

Aş vrea să specific de la bun început că, atunci când spun „legume", mă refer la tulpina şi la frunzele plantei, excluzând rădăcinoasele (de exemplu, cartofii, cartofii dulci sau batatele, care sunt practic amidonoase).

Consumaţi o mulţime de legume, pe care să le includeţi la fiecare masă. Ele reprezintă nişte surse extraordinare de vitamine, minerale şi fibre. Au un volum mare, vă umplu stomacul şi vă satisfac apetitul. De asemenea, *încetinesc* absorbția zahărului din carbohidrații pe care îi includeți în dietă.

În general, legumele conțin doar cantități mici de carbohidrați, care sunt de cele mai multe ori fibre. De exemplu, o jumătate de cană de spanac gătit conține doar 3 grame de carbohidrați, din care 2 grame sunt fibre. Spanacul, ca multe alte legume cu frunze verzi, reprezintă o sursă extraordinară de vitamina A, vitamina K și mangan.

Consumați legume proaspete, de sezon. Cultivați-le singuri sau luați-le de la fermieri. Încercați să le pregătiți la abur în loc să le prăjiți în ulei de măsline.

Folosiți legume crude în salate, de exemplu castraveți, ardei gras, spanac și roșii.

Anumite legume sunt recomandate în mod special pacienților cu boala Graves. De ce? Fiindcă ele pot *diminua* sinteza de hormoni tiroidieni în glanda tiroidă.

Aceste legume sunt: conopida, varza, broccoli, spanac, muguri de bambus, Bok Choy, varză de Bruxelles și varză kale.

Atenție!

Evitați aceste legume dacă sunteți predispuși la hipotiroidism, așa cum li se întâmplă unora dintre pacienții cu boala Graves, din cauza agravării procesului autoimun.

2. Fructe

Mâncați una sau două fructe proaspete pe zi (sau o jumătate de cană). Alegeți întotdeauna fructe de sezon. Fie le puteți cultiva în propria livadă, fie le puteți lua de la fermieri. Evitați fructele și legumele care vin din cealaltă parte a globului ca să ajungă pe masa voastră.

Natura are inteligenţa ei, aşa că există nişte motive pentru care anumite fructe şi legume cresc în anumite anotimpuri şi climate. Noi, oamenii, nu vom putea înţelege niciodată raţionamentul. Este suficient să spunem că, dacă *trăiţi în armonie cu natura,* veţi evita o mulţime de probleme de sănătate.

De exemplu, natura produce fructe vara pentru cei dintr-o anumită zonă, care trăiesc la temperaturi ridicate. În zilele noastre, chiar şi iarna, supermarketul este plin de fructe de vară, aduse de la mii de kilometri distanţă, din cealaltă parte a Ecuatorului. Fără să vă gândiţi, le luaţi, fiindcă le consideraţi prospături. Nu uitaţi că fructele şi legumele sunt nişte simple alimente, *nu* articole pentru distracţie mentală sau pentru satisfacerea egoului.

Anumite fructe sunt recomandate în mod special pentru pacienţii cu boala Graves, deoarece conţin o mulţime de elemente chimice care pot scădea sinteza hormonilor tiroidieni. Printre ele se numără căpşunele, perele şi piersicile.

În general, fructele reprezintă o sursă extraordinară de vitamine şi minerale, în special de potasiu. Fructele conţin carbohidraţi, dar în principiu este vorba despre zaharuri simple – *fructoză* – care sunt foarte uşor absorbite de intestin, fiindcă nu necesită descompunere ulterioară.

Fructele reprezintă o sursă extraordinară de antioxidanţi. În acest fel, contribuie la neutralizarea efectelor nocive ale radicalilor liberi din oxigen, care sunt eliberaţi ca produs secundar al metabolizării alimentelor în celule sau atunci când organismul este expus fumului de ţigară sau radiaţiilor. Aceşti radicali liberi ai oxigenului pot deteriora structurile din interiorul celulelor. Procesul se numeşte stres oxidativ şi poate juca un rol semnificativ în declanşarea unor afecţiuni precum cancerul sau bolile de inimă. Antioxidanţii ajută la neutralizarea stresului oxidativ. Exemple de antioxidanţi sunt betacarotenul, vitamina A, vitamina C, vitamina E, luteina, licopenul şi seleniul.

Fructele a căror culoare este puternică sunt pline de antioxidanţi. Fructele care conţin cei mai mulţi antioxidanţi sunt rodia, afinele, căpşunele, merişoarele, cireşele, curmalele, prunele, portocalele, merele şi ananasul.

Fructele reprezintă o sursă extraordinară de fibre, în special avocado, merele, perele, guava, curmalele, cherimoya, rodia, fructul pasiunii, afinele, coacăzele negre, zmeură, mango, portocală, smochine şi kiwi.

Avocado, guava, curmalele şi cherimoya reprezintă o extraordinară sursă de proteine. Avocado este plin şi de acizi graşi omega 3, de vitaminele C şi E, de carotenoizi, seleniu, zinc şi fitosteroli, care ajută la protejarea împotriva bolilor de inimă şi a inflamaţiilor.

3. Nucile / Seminţele

Nucile şi seminţele reprezintă o sursă excelentă de hrană. Conţin în cantităţi mari acizi graşi mononesaturaţi şi acizi graşi polinesaturaţi omega-3. Acestea sunt considerate grăsimi *bune*. De ce? Fiindcă ele ajută la creşterea colesterolului bun (HDL) şi la scăderea celui rău (LDL).

Nucile reprezintă şi o bună sursă de proteine, de vitamina E (un antioxidant) şi de fibre. De exemplu, 100 de grame de migdale asigură 21 de grame de proteine, 12 grame de fibre şi doar 20 de grame de carbohidraţi.

Să comparăm cu 100 de grame de quinoa, care vă asigură în jur de 13 grame de proteine, 6 grame de fibre şi 69 de grame de carbohidraţi.

Nucile sunt pline şi de vitamine şi minerale, precum magneziu, fosfor, potasiu, seleniu, mangan, folaţi, cupru, calciu şi zinc. În plus, mai conţin şi fitosteroli, de exemplu flavonoide, proantocianidine şi acizi fenolici.

Există o mulţime de dovezi care arată că nucile pot reduce stresul oxidativ şi inflamaţia. Studiile clinice arată că ele pot scădea riscul de boli cardiace, de disfuncţii ale creierului apărute ca urmare a înaintării în vârstă şi de diabet (1,2).

Migdalele, seminţele de pin, fisticul şi alunele conţin mai multe proteine decât alte fructe din categoria nucilor. Nucile de Macadamia conţin cea mai mare cantitate de acizi graşi mononesaturaţi, urmate de alunele de pădure, nucile pecan, migdale, caju, fistic şi nuci braziliene. Nucile nucului conţin cea mai mare cantitate de acizi graşi polinesaturaţi, urmate de nucile braziliene, nucile pecan, seminţele de pin, fistic, alune, migdale şi caju.

Nucile mai conţin şi o cantitate mică de grăsimi saturate – aşa-numitele grăsimi rele. Migdalele conţin cea mai mică cantitate de grăsimi saturate, iar nucile de Brazilia cea mai mare. Deşi toate fructele din categoria nucilor conţin seleniu, nucile de Brazilia au cea mai mare cantitate. Seleniul este un bun antioxidant, ajută sistemul imunitar şi poate preveni anumite tipuri de cancere.

Seminţele de pin sunt una dintre cele mai bune surse de mangan – un important cofactor al superoxid-dizmutazei, o enzimă antioxidantă. Prin urmare, seminţele de pin conţin antioxidanţi. În plus, au şi acid pinoleic – un acid gras esenţial – care suprimă apetitul, declanşând în intestinul subţire producţia de enzime supresoare ale senzaţiei de foame: *colecistokinina* şi *GLP-1* (glucagon-like peptide-1).

Din punct de vedere tehnic, alunele nu sunt nuci, ci leguminoase, categorie în care mai intră fasolea uscată, mazărea şi lintea.

Asemenea nucilor, seminţele reprezintă o sursă bună de proteine. De exemplu, 100 de grame de seminţe vă asigură 30 de grame de proteine. Seminţele reprezintă o sursă excelentă de triptofan şi glutamat (doi aminoacizi).

Triptofanul este transformat în serotonină şi niacină. Serotonina este un important element care reglează dispoziţia. Un nivel scăzut de serotonină poate duce la depresie. De aceea multe dintre antidepresivele din zilele noastre, precum Prozac, Zoloft, Paxil, Celexa şi Lexapro acţionează prin creşterea nivelului de serotonină în creier. Glutamatul este un precursor pentru sintetizarea *acidulului* gamma-aminobutiric (GABA), un neurotransmiţător antistres din creier, care duce la scăderea anxietăţii.

Seminţele (la fel ca nucile) sunt pline de vitamine şi minerale. Seminţele de dovleac pot bloca acţiunea unui androgen, DHEA (dehidroepiandrosteron). Acest lucru poate contribui la prevenirea cancerului de prostată şi a celui ovarian.

În condiţiile în care au atât de multe beneficii pentru sănătate, le recomand pacienţilor mei care suferă de boala Graves să consume seminţe şi nuci. Consumaţi o mână de nuci (cam 30 de grame) înainte de fiecare masă.

Consumaţi nuci şi seminţe crude. Nu le alegeţi pe cele sărate, învelite în zahăr sau ciocolată – din motive despre care nu mai este nevoie să discutăm.

4. Carne sau peşte

Consumaţi carne de vită, de curcan, de pui sau de peşte (de apă dulce), inclusiv crustacee (de crescătorie). Evitaţi peştele şi crustaceele pescuite din mare, fiindcă au foarte mult iod. De asemenea, evitaţi carnea procesată, fiindcă este plină de conservanţi şi de iod.

Carnea neprocesată este o excelentă sursă de proteine, vitamine, minerale şi nu conţine carbohidraţi. De exemplu, 28 de grame de somon gătit conţine 6 grame de proteine, 3 grame de grăsime, este plin de acizi graşi Omega 3 şi o sursă de tiamină, niacină, vitamina B6, fosfor, vitamina B12 şi seleniu (3).

Carnea roşie este o excelentă sursă de proteine, fier şi vitamine, în special vitamina B12. De exemplu, 28 de grame de carne tocată de vită (cu 95% carne slabă şi 5% grăsime) conţine 8 grame de proteine şi 2 grame de grăsime, dar nu conţine carbohidraţi sau zahăr. Conţine însă 20 mg de colesterol, care reprezintă doar 7% din doza zilnică recomandată (4). Comparaţi cu 28 de grame de quinoa gătită, care conţine doar 1 gram de proteine, 1 gram de grăsimi şi 6 grame de carbohidraţi, dar nu şi colesterol (5).

Mâncaţi carne roşie de 2-3 ori pe săptămână. Alegeţi bucăţile slabe şi evitaţi carnea procesată (de exemplu salamul sau hot dogul), fiindcă adesea au zahăr adăugat şi carbohidraţi.

Consumaţi o dată pe zi carne de pui sau de curcan, fiindcă sunt nişte surse foarte bune de proteine şi vitamine.

Mâncaţi peşte de apă dulce de 1-2 ori pe săptămână. Pe lângă faptul că vă asigură o mulţime de vitamine şi de proteine, sunt nişte surse foarte bune de acizi graşi omega-3, indicaţi pentru sănătatea sistemului cardiovascular. Cu toate acestea, consumul excesiv de peşte poate duce la intoxicarea cu mercur. Evitaţi peştele de mare, care este foarte bogat în iod. Din acelaşi motiv, evitaţi crustaceele din mare; puteţi consuma însă peşte şi crustacee din crescătorii.

Nu uitaţi, vitamina B12 nu se găseşte în plante. Prin urmare, de cele mai multe ori aveţi un nivel scăzut de vitamina B12 dacă sunteţi vegan SAU vegetarian.

5. Lapte

Consumați zilnic o cutie de iaurt obişnuit, fiindcă reprezintă o sursă extraordinară de bacterii bune pentru sănătatea intestinului, dar şi de proteine şi de calciu.

Puteți include în dietă şi o cantitate moderată de brânzeturi. Dacă încercați să slăbiți, atunci limitați consumul de brânză.

Laptele conține cantități semnificative de iod. Prin urmare, nu consumați prea mult lapte. Moderația este cheia. Beți o cană de lapte pe zi (dacă nu aveți intoleranță la lactoză, ceea ce se întâmplă destul de des în cazul celor care au boala Graves). Dacă aveți intoleranță la lactoză, ar trebui să încercați laptele de migdale. Foarte multe persoane cu intoleranță la lactoză consumă fără riscuri iaurt şi brânză.

6. Ouăle

Ouăle reprezintă o sursă extraordinară de proteine, vitamine şi minerale, în special de riboflavină, vitamina B12, fosfor şi seleniu. Ouăle nu conțin carbohidrați. Prin urmare, reprezintă o sursă nutrițională foarte bună pentru cei cu boala Graves.

Cu toate acestea, evitați gălbenuşurile de ou, care conțin foarte mult iod. De asemenea, în gălbenuş este prezent şi colesterolul. Din aceste motive, ar trebui să consumați doar albuşurile.

CUM SĂ MÂNCAŢI

Mâncaţi trei mese regulate pe zi. Cina ar trebui să fie cea mai uşoară masă a zilei, prânzul cea mai consistentă masă, iar micul dejun cea mai modestă. Luaţi cina cu trei ore înainte de culcare.

Evitaţi gustările, în special atunci când vă uitaţi la televizor sau lucraţi la computer. Dacă trebuie să luaţi neapărat o gustare, atunci optaţi pentru nuci, morcovi şi legume crude.

Implicaţi-vă în tot ceea ce ţine de alimentaţie. Citiţi etichetele de pe alimente atunci când mergeţi la supermarket. Veţi fi surprins cât de multe articole conţin zahăr, sirop de fructoză sau sirop de porumb. Evitaţi aceste alimente.

Încercaţi să vă pregătiţi singur masa, cel puţin în cursul săptămânii. Evitaţi bufetele! Când mergeţi la un bufet suedez, veţi dori să vă luaţi cât mai multe feluri (sunteţi un simplu om, la urma urmei!) şi veţi sfârşi prin a mânca mult mai mult decât ar trebui. Încercaţi, pe cât posibil, să mâncaţi acasă. În partea a doua a cărţii, puteţi găsi şi reţetele mele originale.

Dacă încercaţi să slăbiţi, ţineţi un jurnal în care să vă notaţi tot ceea ce mâncaţi. Veţi fi uimit cât de mult consumaţi în realitate, contrar a ceea ce aţi crezut.

Mâncaţi atunci când vă este foame, nu fiindcă sunteţi trist, fiindcă staţi la computer sau fiindcă trebuie să socializaţi cu rudele şi prietenii. Oamenii mănâncă adesea din motive psiho-sociale. De aceea continuă să ia în greutate.

Fiţi atent la obiceiurile alimentare. Mâncaţi încet şi bucuraţi-vă de fiecare îmbucătură. Nu vă uitaţi la TV când mâncaţi. Mulţi oameni consumă mult mai multe alimente doar fiindcă sunt atât de absorbiţi să urmărească o emisiune sau să citească un ziar încât nu se mai uită cât mănâncă.

Citiți regulat aceste recomandări, fiindcă astfel vă vor rămâne proaspete în memorie. Urmăriți-vă mintea condiționată și vedeți cum încearcă să vă *păcălească* să mâncați alimente neindicate. Fiți atent la vocea aceea interioară care vă spune „Recompensează-te. Meriți această înghețată. Mănâncă ce vrei, fiindcă ești la petrecere." Vocea aceasta interioară vine din mintea condiționată, cea care se află la baza vechiului comportament greșit și ilogic legat de alimentație. Trebuie să o lăsați undeva în urmă, fiindcă nu face altceva decât să vă saboteze sănătatea.

Sugestii practice pentru meniuri

Micul dejun

Omletă din 2-3 albușuri

SAU

2-4 ouă fierte tari (doar albușuri)

½ sau 1 cutie de iaurt

Prânz / Cină

Un castron cu supă de legume

O farfurie cu pui la grătar și salată verde proaspătă (puteți adăuga și sos)

Un fruct mic, de exemplu măr, pară, prună sau câteva căpșune

SAU

Un castron cu supă de legume

Pachețele de salată, cu pui, curcan sau ton

Un fruct mic, de exemplu măr, pară, prună sau câteva căpșune

SAU

Legume la grătar, de exemplu ardei gras, dovlecel sau vânătă, cu carne de pui sau de curcan, tăiată fâşii şi prăjită

Un fruct mic, de exemplu măr, pară, prună sau câteva căpşune

SAU

Legume la aburi, de exemplu broccoli sau conopidă

Pui la grătar sau la cuptor

Un cartof mic copt (fără unt sau smântână)

Un fruct mic, de exemplu măr, pară, prună sau câteva căpşune

SAU

Creveți (de crescătorie) cu legume, pe un pat mic de paste

Un fruct mic, de exemplu măr, pară, prună sau câteva căpşune

SAU

Un castron de supă

Peşte (de râu), pe grătar sau la cuptor

Un fruct mic, de exemplu măr, pară, prună sau câteva căpşune

Preparate etnice

Chinezeşti

Vită, pui sau creveţi, gătite în stil chinezesc

Un fruct mic, de exemplu măr, pară, prună sau câteva căpşune

SAU

Pui sau vită la grătar, în stil mongol

Un fruct mic, de exemplu măr, pară, prună sau câteva căpşune

Japoneze

Evitaţi rulourile cu orez

Friptură de pui sau vită

Un fruct mic, de exemplu măr, pară, prună sau câteva căpşune

Mexicane

Un castron de supă de legume

O farfurie de pui sau vită fajitas, fără tortilla

Un fruct mic, de exemplu măr, pară, prună sau câteva căpşune

Indiene/Pakistaneze

Două bucăţi de pui Tandoori

Legume amestecate

Un fruct mic, de exemplu măr, pară, prună sau câteva căpșune

SAU

Două frigărui sis-kebab

O farfurie cu legume, de exemplu bame, spanac, conopidă sau vânătă

Un fruct mic, de exemplu măr, pară, prună sau câteva căpșune

SAU

O porție mică de pui, vită sau miel picant, servită cu legume. De exemplu, lamb saag (miel gătit în sos de ceapă, pe bază de roșii și spanac) sau lamb okra (miel cu bame) sau pui indian

Un fruct mic, de exemplu măr, pară, prună sau câteva căpșune

Din Orientul Mijlociu

Kebab de pui sau vită, cu salată

Un fruct mic, de exemplu măr, pară, prună sau câteva căpșune

SAU

Șaorma de pui /Legume la grătar /Un fruct mic, de exemplu măr, pară, prună sau câteva căpșune.

Greceşti

Salată grecească

Gyro cu carne (fără cartofi prăjiți sau orez)

Un fruct mic, de exemplu măr, pară, prună sau câteva căpşune

Pentru mai multe rețete, puteți consulta Partea a doua a cărții.

Referințe

1. O'Neil C.E., Keast D.R., Nicklas T.A., Fulgoni V.L., 2011. Nut consumption is associated with decreased health risk factors for cardiovascular disease and metabolic syndrome in U.S. adults: NHANES 1999-2004. *Journal of the American College of Nutrition.* 30(6):502-510.

2. Carey A.N., Poulose S.M., Shukitt-Hale B., 2012. The beneficial effects of tree nuts on the aging brain. *Nutrition and Aging.* 1:55-67. DOI 10.3233/NUA-2012-0007.

3. http://nutritiondata.self.com/facts/finfish-and-shellfishproducts/4259/2

4. http://nutritiondata.self.com/facts/beef-products/6192/2

5. http://nutritiondata.self.com/facts/cereal-grains-and-pasta/10352/2

Capitolul 12

Suplimentarea vitaminei D

Poate vă reamintiți din Capitolul 9 că vitamina D are un rol important în funcționarea *normală* a sistemului imunitar.

Există dovezi științifice puternice care ne arată că nivelul scăzut de vitamina D este un factor important în declanșarea bolilor autoimune, cum ar fi artrita reumatoidă, lupusul eritematos sistemic, fibromialgia, scleroza multiplă și diabetul de tip 1. Într-un studiu experimental desfășurat la Facultatea de Medicină de la UCLA, s-a descoperit că deficiența de vitamina D cauzează boala Graves.

Experiența mea clinică de la Centrul Medical de Endocrinologie și Diabet „Jamila" mi-a arătat că nivelul de vitamina D este mai scăzut la pacienții cu boli autoimune, inclusiv la cei cu boala Graves.

V-ați putea întreba de ce aveți nevoie de suplimentarea vitaminei D. Eu personal locuiesc într-o zonă caldă, petrec cel puțin 15 minute pe zi la soare, beau lapte și iau multivitamine, care conțin 100% din doza zilnică recomandată de vitamina D. Nu ar trebui să am un nivel suficient în organism?

O epidemie a deficienţei de vitamina D

Vă vine să credeţi sau nu, există o adevărată epidemie a deficienţei de vitamina D. Cu zece ani în urmă, am început să analizez nivelurile de vitamina D la pacienţii mei. Spre surprinderea mea, la marea majoritate era unul scăzut. Şi aceleaşi experienţe le-au avut şi alţi oameni de ştiinţă. De exemplu, în cadrul Studiul pentru analiza nutriţiei şi sănătăţii la nivel naţional (NHANES), desfăşurat în perioada 2000-2004 pe populaţia adultă din SUA, s-a examinat inclusiv nivelul de vitamina D (1). S-a descoperit că 50-78% dintre americani aveau un nivel scăzut în organism al acestei vitamine. Alarmant este că situaţia se înrăutăţeşte. Nivelurile de vitamina D ale americanilor au scăzut în perioada 2000-2004 în comparaţie cu 1988-1994 (2). Este evident că nivelul de vitamina D a scăpat de sub control.

Nu numai americanii, ci şi oamenii din toată lumea suferă din cauza deficienţei de vitamina D. De exemplu, în Marea Britanie, 90% dintre adulţi au un nivel scăzut de vitamina D, conform unor date reprezentative la nivel naţional colectate între 1992 şi 2001 (3). Deficienţa de vitamina D este adevărata epidemie a vremurilor noastre. Probabil că este mai des întâlnită decât orice alte afecţiuni medicale din prezent.

Nu ţine cont de vârstă

Bebeluşii, copiii, adulţii şi vârstnicii au deopotrivă un nivel scăzut de vitamina D. Din îndelungata mea experienţă de clinician, foarte rar găseşti pe cineva care să aibă suficientă vitamina D în organism. La cabinetul meu vin persoane cu vârste între 15 şi 95 de ani. Am descoperit că o majoritate copleşitoare a acestor pacienţi au deficienţă de vitamina D. Mai multe studii au demonstrat că deficienţa de vitamina D este întâlnită la toate grupele de vârstă.

Nu ţine cont de locaţie geografică

Există şi acum convingerea că deficienţa de vitamina D există doar în zonele nordice, cu ierni severe şi prelungite, precum Canada, nord-estul Statelor Unite, Marea Britanie şi alte ţări din nordul Europei. Cu toate acestea, în realitate deficienţa de vitamina D este întâlnită chiar şi în zonele însorite şi călduroase, cum ar fi Orientul Mijlociu, India, Pakistan, Noua Zeelandă şi Australia. Din experienţa mea de medic care profesează în sudul Californiei, am descoperit că cei mai mulţi pacienţi au un nivel scăzut de vitamina D. Aşadar, deficienţa de vitamina D este o problemă globală.

Dacă locuiţi în zonele mai nordice, cu un climat mai rece, sunteţi predispus la deficienţa de vitamina D, fiindcă nu o puteţi sintetiza în cantităţi suficiente în lunile de iarnă. Mai sus de 42 de grade latitudine nordică, nu există suficientă energie solară UVB (ultraviolete de tip B) pentru a se forma vitamina D în piele în perioada iernii (din noiembrie şi până în februarie). În zonele din nordul extrem, această scădere a energiei solare poate dura şi şase luni.

În zonele mai jos de 34 de grade latitudine nordică, există suficientă energie solară UVB pentru ca pielea să sintetizeze pe parcursul întregului an vitamina D. Dar chiar şi în aceste zone, soarele nu vă asigură vitamina D dacă purtaţi haine lungi, vă daţi cu cremă de protecţie sau dacă staţi pur şi simplu în casă. Prin urmare, puteţi locui în zone însorite şi să aveţi în continuare un deficit de vitamina D.

Mai multe studii clinice au arătat că deficienţa de vitamina D este foarte des întâlnită în Orientul Mijlociu, în principal fiindcă pielea nu este expusă suficient la soare. Din cauza obiceiurilor ce ţin de cultură, oamenii evită soarele şi îşi acoperă corpul cu haine – lucru valabil în mod special în cazul femeilor care locuiesc în aceste ţări.

Nu ţine cont de rasă

Deşi pielea mai închisă la culoare nu sintetizează atât de bine vitamina D ca urmare a expunerii la soare în comparaţie cu cea de culoare deschisă, cei cu pielea albă evită să se expună la soare într-o măsură mai mare decât cei cu pielea mai închisă, din cauza riscului de cancer de piele. În experienţa de clinician, am descoperit persoane din diverse grupuri etnice sau din rase diferite, care aveau un nivel scăzut de vitamina D.

Care sunt cauzele epidemiei de deficienţă a vitaminei D?

1. Stilul de viaţă modern

Să ne uităm puţin în urmă la aspectele care au legătură cu vitamina D. Se pare că oamenii şi-au început călătoria pe această planetă în estul Africii, o zonă cu foarte mult soare. În condiţiile în care au migrat treptat spre nord, pe parcursul mai multor mii de ani, pielea s-a adaptat treptat la climatul mai rece, prin reducerea conţinutului de ecran natural de protecţie solară (melanină) şi, prin urmare, a devenit mai deschisă la culoare. Persoanele cu acest fel de piele au putut să sintetizeze astfel suficientă vitamina D prin scurte episoade de expunere la soare.

Deficienţa de vitamina D este un fenomen relativ nou. Oamenii de ştiinţă au recunoscut-o pentru prima dată în secolul al XVII-lea, în Marea Britanie şi în alte ţări din nordul Europei. Interesant este că a coincis cu perioada Revoluţiei Industriale, când oamenii s-au îndreptat către marile oraşe industriale, precum Londra sau Varşovia, şi au început să locuiască în clădiri cu mai multe etaje, cu alei înguste şi întunecoase. Poluarea produsă de fabricile de ardere a cărbunelui a creat în timp un strat dens de smog.

Aceşti factori au redus semnificativ cantitatea de raze solare care ajung la Pământ în regiuni în care soarele nu era oricum prezent decât foarte rar în timpul iernilor lungi.

Fenomenul Revoluţiei Industriale a continuat şi în noile regiuni descoperite – America şi Canada. În plus, nativii din Africa au fost luaţi sclavi şi transportaţi cu vaporul în America – într-o perioadă de câteva luni. Comparaţi această migraţie rapidă cu miile de ani în care africanii au ajuns în Europa şi în care pielea lor s-a adaptat la lumina solară mai puţin prezentă. Această migraţie recentă a fost extraordinar de rapidă şi nu a lăsat timp pielii să se adapteze. Din acest motiv, afroamericanii, ca grup, au un nivel mai scăzut de vitamina D. În ultimii ani, migraţia la nivel global se succede într-un ritm şi mai rapid. În câteva ore, puteţi ajunge dintr-o zonă în alta a lumii. De aceea persoanele din India şi Pakistan care ajung în Marea Britanie sau America de Nord au un nivel scăzut de vitamina D.

Să ne gândim acum la un alt fenomen interesant. În urma Revoluţiei Industriale, persoanele cu pielea deschisă la culoare au putut migra rapid în regiunile sudice, cu mai mult soare. Pielea lor nu a avut timp să se adapteze la acest mediu nou, mai însorit. Prin urmare, în rândul acestor persoane au început să apară cazuri de cancer de piele, ca urmare a expunerii excesive la soare – lucru care a dus la apariţia loţiunilor de protecţie solară şi la îndemnul de a evita razele soarelui. Chiar şi persoanele cu piele mai închisă îşi aplică asemenea loţiuni, având impresia că este un „obicei sănătos".

Principalul motiv pentru care ne confruntăm cu o epidemie de deficienţă a vitaminei D este stilul nostru modern de viaţă, care diminuează expunerea la soare. Revoluţia tehnologică a modificat semnificativ stilul de viaţă al oamenilor de pe întreg globul. Mulţi lucrează în spaţii închise. Pleacă de acasă dimineaţa şi se întorc la apusul soarelui sau chiar după lăsarea întunericului (în special iarna). Chiar şi la prânz, cei mai mulţi merg la un restaurant şi stau înăuntru să mănânce. Alţii îşi petrec pauza de masă la birou. În weekenduri, se uită la TV sau navighează pe internet. Adolescenţii stau de obicei în casă, în faţa unui computer sau joacă diverse jocuri, în loc să iasă afară şi să practice un sport real. În timp ce fac cumpărături, majoritatea preferă marile magazine sau mall-urile. Mulţi vârstnici locuiesc în centre de îngrijire asistată sau la azil şi nu ies la soare. Observă-ţi propriul stil de viaţă! Cât de des staţi în interior atunci când desfăşuraţi diverse activităţi de zi cu zi?

2. Aversiunea faţă de soare

În ultimii 30 de ani, evitarea soarelui a fost indusă treptat în mintea oamenilor obişnuiţi. Aceştia sunt pur şi simplu speriaţi de efectele nocive ale soarelui, printre care se numără cancerul de piele, ridurile şi petele maronii de pe piele. Din cauza acestei fobii, oamenii evită cu orice preţ să stea la soare. Iar când ies afară, chiar şi pentru perioade scurte, folosesc produse de protecţie solară (lucru pe care inclusiv părinţii îl fac cu propriii copii înainte ca aceştia să iasă să se joace). Foarte mulţi nu îşi dau seama că produsele de protecţie solară împiedică sintetizarea vitaminei D în piele.

3. Obezitatea

Vitamina D este solubilă în grăsimi. Prin urmare, este depozitată în grăsimea din organism. La persoanele obeze, există depozite excesive în grăsimi de vitamina D. În consecinţă, nivelul de vitamina D care circulă în sânge este mai scăzut la aceste persoane. Obezitatea a ajuns să ia proporţii academice în SUA, dar şi în restul lumii. Epidemia de obezitate contribuie şi la epidemia de deficienţă a vitaminei D. Este interesant de menţionat că, în cele mai multe cazuri, obezitatea este şi un „produs" al stilului de viaţă modern.

4. Afecţiunile medicale

A. Malabsorbţia

Fiindcă vitamina D este solubilă în grăsimi, prezenţa ei în cantităţi mici poate duce la afecţiuni medicale care cauzează malabsorbţia grăsimilor, de exemplu rezecţia chirurgicală a intestinului subţire, pancreatită cronică, operaţie la pancreas, celiachie, colită Crohn şi fibroză chistică.

B. Boli ale ficatului şi rinichilor

Vitamina D este preluată din sânge de ficat, unde este transformată în 25 (OH) vitamina D, care este convertită apoi, în rinichi, în 1,25 (OH)2 vitamina D. Prin urmare, deficienţa de vitamina D poate duce la boli hepatice cronice, de exemplu ciroză, sau la boli cronice de rinichi.

5. Medicamentele

Unele medicamente pot duce la scăderea şi mai mare a nivelului de vitamina D. Printre ele se numără: Phenytoin (cu denumirea de brand Dilantin), Fenobarbital, Rifampin, Orlistat (cu denumirea de brand Xenical şi Alli), Cholestyramin (cu denumire de brand Questran, LoCholest şi Prevalite), dar şi steroizii.

Consult adesea pacienţi care au luat aceste medicamente o perioadă mai lungă, fără să fie conştienţi că ele duc la scăderea nivelului de vitamina D. Reacţionează cu neîncredere atunci când le explic care este relaţia dintre medicamente şi deficienţa de vitamina D. „De ce nu mi-a vorbit şi medicul meu despre asta?" este întrebarea pe care mi-o pun de cele mai multe ori. Evident, este responsabilitatea medicului să vă informeze despre efectele secundare ale medicamentelor. Din nefericire, realitatea este că unii o fac şi alţii nu. Aşa că învăţaţi singuri şi obişnuiţi-vă să faceţi un parteneriat cu medicul astfel încât să aveţi grijă de propria stare de sănătate. De aceea citiţi această carte. Nimic nu îmi aduce mai multă satisfacţie şi recompense decât faptul că vă ofer aici toate informaţiile de care aveţi nevoie astfel încât, alături de medic, să vă asiguraţi că aveţi un nivel optim de vitamina D.

6. Probleme legate de recomandările curente privind aportul de vitamina D

Multe persoane care iau vitamine presupun că nivelul lor de vitamina D este în regulă, fiindcă pe eticheta cutiei scrie că asigură complet doza zilnică recomandată. Această concepţie greşită este unul dintre principalele motive ale deficienţei de vitamina D în rândul celor care iau în mod frecvent vitamine. Producătorii de vitamine respectă recomandările autorităţilor din domeniu în ceea ce priveşte cantităţile optime ale diferitelor vitamine şi minerale. În SUA, doza zilnică recomandată în prezent este de 600 U.I. (unităţi internaţionale) de la naştere şi până la 70 de ani şi de 800 U.I. după vârsta de 70 de ani.

Mulţi cercetători care studiază deficienţa de vitamina D (printre care mă număr şi eu) consideră că aceste recomandări sunt necorespunzătoare. Într-un articol publicat în iulie 2006 în *American Journal of Clinical Nutrition*, autorii au ajuns la concluzia că, pentru cei mai mulţi oameni, nivelul optim de vitamina D nu poate fi atins în condiţiile dozei zilnice de vitamina D recomandate în prezent (4). În martie 2007, mai mulţi cercetători au publicat un editorial în care solicitau modificarea de urgenţă a recomandărilor privind aportul zilnic de vitamina D, la 1.700 U.I., astfel

DR.SARFRAZ ZAIDI

încât să se obțină un nivel optim de vitamina D în organism (5).

DIAGNOSTICAREA DEFICIENȚEI DE VITAMINA D

Este ușor de diagnosticat deficiența de vitamina D: se poate face printr-o simplă analiză de sânge. E suficient! Cu toate acestea, trebuie să fie analiza corectă, interpretată corespunzător. De aici apar cele mai multe probleme.

Care este testul corect pentru a diagnostica deficiența de vitamina D și de ce?

Laboratoarele oferă și asigură două analize pentru a determina nivelul de vitamina D în sânge. În ceea ce privește deficiența de vitamina D, unul dintre ele este scăzut, iar celălalt este adesea normal. Mulți medici nu știu care este diferența dintre aceste două teste, existând astfel riscul să recomande pacientului o analiză greșită. În consecință, îi pot spune că au un nivel normal de vitamina D, în timp ce el este în realitate scăzut.

Testul corect de evaluare a nivelului de vitamina D este 25 (OH) vitamina D (25-hidroxivitamina D)

Un alt test pentru stabilirea nivelului de vitamina D este 1,25 (OH)2 vitamina D (1,25 dihidroxivitamina D). *Nu este un test util pentru a diagnostica corect deficiența de vitamina D. De ce?*

Există două motive pentru care măsurarea nivelului de 25 (OH) vitamina D și nu a nivelului de 1,25 (OH)2 vitamina D este testul corect pentru diagnosticarea deficienței de vitamina D.

Primul motiv

25 (OH) vitamina D rămâne în sânge mult mai mult timp (timpul de înjumătăţire fiind de cca trei săptămâni) în comparaţie cu 1,25 (OH)2 vitamina D (cu timp de înjumătăţire de aprox. 14 ore). Prin urmare, 25 (OH) vitamina D reflectă mult mai exact nivelul de vitamina D din organism.

Al doilea motiv

Pe măsură ce se instalează deficienţa de vitamina D, organismul măreşte producţia de hormon paratiroidian de către glanda paratiroidă, situată în zona gâtului. Hormonul paratiroidian stimulează transformarea 25 (OH) vitaminei D în 1,25 (OH)2 vitamina D. În consecinţă, nivelul de 1,25 (OH)2 vitamina D din sânge va rămâne în limite normale (şi poate fi chiar mai mare) chiar dacă nivelul de 25 (OH) vitamina D este scăzut.

Care sunt parametrii normali în care trebuie să se regăsească în organism 25 (OH) vitamina D?

Limitele normale ale vitaminei D au fost stabilite într-o perioadă în care oamenii erau interesaţi doar de prevenirea rahitismului. O doză mică de vitamina D este suficientă pentru a preveni rahitismul. Prin urmare, un nivel de 25 (OH) vitamina D de 10 ng/ml (25 nmol/L) sau peste a fost considerat suficient pentru a preveni rahitismul. De aceea foarte multe laboratoare consideră că limita inferioară a intervalului normal este de 10 ng/ml (25 nmol/L).

Cu toate acestea, în ultimii ani, medicii au început să înţeleagă din ce în ce mai mult efectele vitaminei D. Acum ştim că vitamina D are un rol mult mai amplu decât simpla prevenire a rahitismului. În realitate, vitamina D este crucială pentru menţinerea funcţiilor vitale ale organismului, de exemplu sănătatea sistemului imunitar şi a inimii. În plus, un nivel adecvat de vitamina D ajută la prevenirea diabetului, a osteoporozei şi a cancerului.

Pentru a atinge aceste obiective, mulţi experţi în domeniu (printre care mă număr şi eu) recomandă ca nivelul de 25 (OH) vitamina D să fie de cel puţin 30 ng/ml (75 nmol/L), dar de preferat peste 50 ng/ml (125 nmol/L). O excelentă analiză a studiilor ştiinţifice (4) publicate în *American Journal of Clinical Nutrition* în anul 2006 a ajuns la concluzia că nivelul optim de 25 (OH) vitamina D, benefic pentru organism, începe de la 30 ng/ml (sau 75 nmol/L).

Din nefericire, multe laboratoare continuă să considere normal un interval a cărui limită inferioară este de 10 ng/ml (25 nmol/L). Imaginaţi-vă acum următorul scenariu: nivelul dvs. de 25 (OH) vitamina D este de 19 ng/ml; medicul îl interpretează ca fiind corespunzător, fiindcă este intervalul „normal" transmis de laborator. Cu toate acestea, este un nivel destul de scăzut de vitamina D. Şi asemenea situaţii apar foarte frecvent!

Fiţi atenţi la unitatea de măsură folosită de laborator!

Aceasta este o altă problemă de care mulţi medici nu ţin cont. Laboratoarele trimit rezultatele în unităţi de măsură diferite. În SUA, dar şi în alte ţări, majoritatea laboratoarelor raportează nivelul de 25 (OH) vitamina D fie în ng/ml, fie în nmol/L.

Factorul de conversie din ng/ml în nmol/L este de aproximativ 2,5. De exemplu, dacă aveţi un nivel de 30 ng/ml, îl înmulţiţi cu 2,5 şi veţi obţine 75 nmol/L. Limita inferioară a intervalului considerat normal pentru nivelul de 25 (OH) vitamina D ar trebui să fie de 30 ng/ml sau 75 nmol/L.

Să presupunem acum că sunteţi suficient de norocos să aveţi un medic care este la curent cu cele mai recente cercetări şi vă recomandă suplimente cu vitamina D. De la conferinţele la care a participat şi din articolele referitoare la vitamina D pe care le-a citit, medicul îşi poate aminti pur şi simplu că limita inferioară a intervalului normal de 25 (OH) vitamina D este 30 (fiindcă asta îşi amintesc cei mai mulţi medici, doar cifrele, fără să mai fie atenţi şi la unităţile de măsură).

Iată un alt scenariu pe care nu ne putem bizui sub nicio formă: laboratorul raportează că nivelul dvs. de 25 (OH) vitamina D este de 40 nmol/L. Medicul vede pur şi simplu cifra 40 şi vă spune că aveţi un nivel corespunzător de vitamina D. Din punctul lui de vedere, este peste 30, aşa că staţi foarte bine! În realitate, aveţi un nivel foarte mic de vitamina D, fiindcă 40 nmol/L înseamnă 16 ng/ml! I-a ieşit de tot din minte să verifice şi unitatea de măsură.

De asemenea, de notat că şi limita superioară a intervalului considerat normal de laboratoarele unde se efectuează analizele este inadecvată – ea ar trebui să fie de 100 ng/ml (250 nmol/L).

TRATAMENTUL DEFICIENŢEI DE VITAMINA D

Cei mai mulţi medici nu ştiu să trateze corect deficienţa de vitamina D. De ce? Fiindcă nu au fost învăţaţi în perioada studiilor sau instruirii medicale şi nici nu au o experienţă prea mare în practica clinică. Pentru ei este un domeniu complet nou.

Mă uimesc însă sfaturile din articolele apărute în presă, cele de genul „experţii recomandă fie 600 de unităţi de vitamina D pe zi, fie 15 minute de expunere zilnică la soare, considerându-le suficiente pentru un nivel optim de vitamina

D". Sunt de părere că asemenea recomandări nu au niciun temei.

De este inexactă doza zilnică recomandată de vitamina D?

Eu personal verific nivelul de vitamina D al tuturor pacienților mei. Majoritatea au un nivel scăzut. Mulți dintre ei iau doza zilnică recomandată, de 600 U.I.. Mulți stau la soare 15 minute pe zi, dat fiind că locuiesc într-o zonă însorită, dar cu toate acestea nu au în organism suficientă vitamina D. Pornind de la acest tip de dovezi clinice cât se poate de evidente, îmi este foarte clar că 600 U.I. de vitamina D pe zi nu sunt suficiente. Cincisprezece minute pe zi petrecute la soare nu sunt nici ele de ajuns pentru a avea un nivel corespunzător de vitamina D.

În același fel, nu este deloc științific să facem recomandări generale legate de timpul pe care o persoană ar trebui să îl petreacă la soare dacă vrea să aibă un nivel optim de vitamina D. De ce? Fiindcă există mai multe variabile care determină nivelul de vitamina D în organism, printre care:

1. Latitudinea

În zonele care se află mai sus de 44 de grade latitudine nordică, razele soarelui sunt mai puțin eficiente în producerea vitaminei D în lunile de iarnă. Cu cât locuiți mai la nord, cu atât se sintetizează mai puțină vitamina D în urma expunerii la soare.

2. Anotimpurile

În aceeaşi regiune, soarele este mai puţin intens pe parcursul lunilor de iarnă. În consecinţă, sintetizarea în piele a vitaminei D scade în această perioadă.

3. Vârsta

Pe măsură ce înaintăm în vârstă, pielea nu mai sintetizează la fel de eficient vitamina D în urma expunerii la soare.

4. Culoarea pielii

Cu cât pielea este mai închisă la culoare, cu atât mai puţin eficientă este în formarea vitaminei D în urma expunerii la soare.

5. Produsele de protecţie solară

Dacă folosiţi creme sau spray-uri de protecţie solară, atunci pielea nu poate forma vitamina D, chiar dacă locuiţi în zone foarte calde, precum Los Angeles sau Miami.

6. Stilul de viaţă

Evident, dacă nu vă expuneţi la soare, pielea nu poate forma vitamina D. Mulţi lucrează în interior, în spaţii închise, şi îşi petrec timpul liber tot la fel. În mod similar, dacă vă acoperiţi complet pielea, prin prisma rigorilor pe care vi le impune cultura (cum fac, de exemplu, femeile din Orientul Mijlociu), pielea nu poate forma vitamina D, nici măcar dacă locuiţi în zone calde şi însorite.

Folosiţi-vă de logică şi trageţi singur o concluzie. În condiţiile în care atât de multe variabile determină nivelul de vitamina D, cum ar putea fi corectă recomandarea de a „petrece zilnic 15 minute la soare"? De exemplu, un newyorkez care se expune un sfert de oră pe zi la lumina soarelui va avea un nivel diferit de vitamina D în comparație cu un texan. Şi chiar şi dintre două persoane care locuiesc în New York, o persoană cu pielea închisă va avea un nivel diferit de vitamina D în comparație cu una care are pielea albă. La fel, un adolescent va avea un nivel diferit de vitamina D în comparație cu bunicul său. Acelaşi newyorkez va avea un nivel diferit de vitamina D vara în comparație cu perioada iernii. Puteți vedea, aşadar, că recomandarea de a petrece zilnic 15 minute la soare nu este justificată. Măsura universală valabilă pentru toți indivizii şi în toate situațiile nu funcționează în condițiile în care există atât de multe variabile!

Abordarea mea pentru tratarea deficienței de vitamina D

În ultimii 15 ani, am tratat mii de pacienți cu deficiență de vitamina D. Plecând de la propriile observații din practica clinică, mi-am creat şi dezvoltat o abordare de tratament ştiințifică, dar totuşi practică, care funcționează foarte bine pentru toți pacienții mei.

1. Evaluarea nivelului de vitamina D

Mai întâi de toate, evaluez şi tratez individual fiecare pacient în parte. Pentru a evalua statusul vitaminei D, îi fac o analiză de sânge pentru a vedea nivelul de 25 (OH) vitamina D. Aceasta reflectă cu exactitate impactul diferitelor variabile legate de stilul de viață, precum locația geografică, anotimpurile, etnia, obiceiurile de muncă, obiceiurile alimentare, activitățile desfăşurate în aer liber şi folosirea produselor de protecție solară. Nu merg pe ghicite şi nici nu mă bazez pe recomandări făcute de alții. Din punctul meu de vedere, este cea mai ştiinţifică abordare pentru a determina nivelul de vitamina D al unei persoane!

2. Obiectivul de a ajunge la un nivel optim de vitamina D

După ce primesc rezultatele analizei, le discut cu pacientul. Aşa cum am menţionat anterior, nivelul de 25 (OH) vitamina D ar trebui să fie de cel puţin 30 ng/ml (75 nmol/L). Vă întrebaţi mai mult ca sigur: „Dar care este nivelul optim de vitamina D?". Din experienţa mea destul de vastă, cred că nivelul optim de 25 (OH) vitamina D în sânge ar trebui să fie cuprins între 50-100 ng/ml (125-250 nmol/L). Sunt de părere că o concentraţie de vitamina D în sânge cuprinsă între aceşti parametri este importantă pentru normalizarea funcţiei imune, pentru nişte oase mai puternice, pentru tratarea diverselor dureri şi pentru prevenirea cancerelor, a bolilor cardiace, osteoporozei, fracturilor de dinţi, diabetului, hipertensiunii, bolilor de rinichi şi depresiei.

3. Atingerea unui nivel optim de vitamina D

Discut cu fiecare pacient în parte despre modul în care poate ajunge să aibă un nivel optim de vitamina D.

Puteţi obţine vitamina D din patru surse:

A. Expunerea la soare

B. Dietă

C. Suplimente cu vitamina D

D. Lămpi ultraviolete

Pentru o persoană obişnuită, este imposibilă atingerea unui nivel optim de vitamina D doar în urma expunerii la soare sau a unei diete corecte. De exemplu, din experienţa mea, o persoană caucaziană care locuieşte în sudul Californiei (o zonă caldă şi însorită) trebuie să stea la soare între două şi patru ore pe zi ca să aibă un nivel corespunzător de vitamina D. Şi câţi oameni pot face acest lucru tot anul?

În vasta mea experienţă de tratare şi diagnosticare a deficienţei de vitamina D, am întâlnit o singură persoană cu un nivel corespunzător de 25 (OH) vitamina D (peste 50 ng/ml, fără să ia suplimente). Era salvamar, avea pielea deschisă la culoare şi stătea zilnic la soare, în costum de baie, patru ore pe zi, cinci zile pe săptămână. Această expunere la soare nu numai că nu e practică, dar nu este nici recomandată. Un asemenea nivel de expunere la razele solare creşte semnificativ riscul de cancer de piele, în special dacă aveţi pielea deschisă la culoare.

Gândiţi-vă la următorul aspect: o cană de lapte de 250 ml are doar 100 U.I. de vitamina D. Ar trebui să beţi 40-60 de căni pe zi pentru a ajunge la un nivel optim de vitamina D. Nu numai că nu este practic, dar nu este nici recomandat. Imaginaţi-vă toate caloriile, cantitatea de LDL-colesterol şi de zahăr pe care le-aţi ingera dacă aţi consuma atât de mult lapte.

O porţie de cereale fortificate cu vitamina D are în jur de 40-80 U.I de vitamina D. Vă puteţi imagina câte cereale trebuie să mâncaţi ca să ajungeţi la un nivel optim de vitamina D. În plus, există multe consecinţe negative ale consumării unor cantităţi mari de cereale.

Din punct de vedere practic, recomand tuturor să profite de cele trei surse de vitamina D: soarele, dieta şi suplimentele cu vitamina D.

Nu recurg şi nu recomand niciodată la lămpile ultraviolete, care sunt scumpe şi, din punctul meu de vedere, inutile.

TREI SURSE DE VITAMINA D

1. Expunerea la soare

Soarele este o sursă excelentă de vitamina D, dar în acelaşi timp poate cauza şi cancer de piele. Medicii fac recomandări extreme referitor la expunerea la razele solare, în funcţie de specializarea pe care o au. Dermatologii, strict din propria perspectivă, exagerează pericolele şi recomandă evitarea pe cât posibil a soarelui... Nu uitaţi să vă daţi cu cremă de protecţie solară de fiecare dată când ieşiţi afară. Pe de altă parte, medicii care sunt interesaţi doar de vitamina D recomandă expunerea liberă la soare şi minimalizează riscul de cancer de piele. După părerea mea, amândouă perspectivele sunt limitate – din nefericire, un punct slab inerent al medicinei moderne. Doctorii gândesc doar prin prisma specializării pe care o au şi nu mai iau în considerare pacientul în ansamblul său.

Recomandările mele referitoare la expunerea la soare

În zilele noastre, în lumea în care trăim cu toţii, nu puteţi obţine un nivel satisfăcător de vitamina D pur şi simplu doar în urma expunerii la soare. Cu toate acestea, o parte a necesarului optim ar trebui preluată din această sursă.

Iată abordarea mea diferenţiată privind expunerea la soare:

• Cei cu piele închisă la culoare, care nu au în familie cazuri de cancer de piele, ar trebui să petreacă zilnic 60 de minute la soare, fără cremă de protecţie, între 10 dimineaţa şi

3 după-amiaza. Dacă vremea permite, ideal este să nu îşi acopere braţele şi picioarele de la genunchi în jos.

• Persoanele cu o piele foarte albă, care nu au în familie cazuri de cancer de piele, ar trebui să stea la soare scurte perioade, cca 10-15 minute pe zi, fără cremă de protecţie, între 10 dimineaţa şi 3 după-amiaza.

• Durata expunerii la soare se poate prelungi în lunile de iarnă şi poate fi mai scurtă vara.

• Persoanele care au în familie cazuri de cancer de piele ar trebui să evite pe cât posibil soarele şi să îşi dea cu produse de protecţie solară atunci când ies afară.

2. Dieta

Dieta nu reprezintă o sursă nemaipomenită de vitamina D. Cu toate acestea, o puteţi obţine şi din alimentaţie. Nu uitaţi niciodată că, atunci când vă alegeţi alimentele, vitamina D nu ar trebui să fie singura preocupare. Este indicat ca abordarea să fie mult mai amplă şi să acordaţi atenţie tuturor ingredientelor.

Fiecare persoană are cerinţe nutriţionale diferite, în funcţie de numeroşi factori, precum vârsta, moştenirea genetică, greutatea, metabolismul, activitatea fizică, variaţia sezonieră şi potenţialele afecţiuni medicale cum ar fi diabetul, probleme cu colesterolul, hipertensiunea, bolile cardiace, sindromul metabolic, simptomele de menopauză, sindromul de ovar polichistic, tulburările tiroidiene şi alte boli.

Aşa cum am menţionat mai devreme, medicina modernă are de suferit din cauza unei perspective înguste, în sensul că fiecare expert oferă sfaturi în funcţie de specializarea pe care o are, fără să vadă individul ca întreg. De aceea există atât de multe diete, fiecare intrând în contradicţie cu celelalte şi fiecare pretinzând că este cea mai bună.

Luaţi în considerare următorul scenariu: într-un articol dintr-o revistă, un expert vă recomandă să beţi mult suc de portocale, fiindcă o cană conţine 100 U.I. de vitamina D. Aşa că începeţi să îi urmaţi sfatul, fără să vă daţi seama că ingeraţi mari cantităţi de zahăr şi de potasiu odată cu acest suc. Dacă se întâmplă să aveţi şi diabet, nivelul glucozei va creşte extrem de mult. Dacă suferiţi de sindrom metabolic şi sunteţi prediabetic, nivelul de insulină va ajunge la cote maxime. Dacă sunteţi o persoană diabetică în vârstă, cu hipertensiune şi insuficienţă renală, nivelul de zahăr va exploda, odată cu cel al potasiului – care, dacă nu sunt diagnosticate corect, pot pune în pericol viaţa. După cum puteţi vedea, puteţi ajunge să aveţi probleme grave fiindcă vă concentraţi pe îmbunătăţirea nivelului de vitamina D, fără să luaţi în calcul şi alte aspecte.

Aşadar, fiţi atenţi la tot ceea ce conţine un aliment, nu doar la conţinutul de vitamina D.

Odată discutate şi înţelese aceste lucruri, să aruncăm o privire mai detaliată la anumite alimente şi la conţinutul lor de vitamina D.

LAPTELE

Laptele natural nu conţine vitamina D. Laptele aflat pe piaţă în SUA şi în multe alte ţări este fortificat cu vitamina D. Cu toate acestea, chiar şi laptele fortificat conţine doar 100 U.I. per cană (240 ml).

Beţi una sau două căni pe zi. În acest fel, beneficiaţi de 100-200 U.I. de vitamina D şi de alte componente pe care laptele le conţine în cantităţi moderate. Laptele reprezintă o sursă excelentă de calciu. De asemenea, conţine şi proteine în cantități semnificative, dar și zahăr natural și anumite grăsimi.

Laptele este o opțiune mult mai bună decât băuturile răcoritoare, care sunt pline de zahăr sau alți îndulcitori artificiali, care au o mulțime de efecte secundare. Băuturile dietetice nu au nicio valoare nutrițională reală. Un alt dezavantaj: băuturile răcoritoare nu conțin deloc vitamina D. Persoanele cu intoleranță la lactoză ar trebui să bea lapte fără lactoză sau să evite de tot laptele.

IAURTUL

Unele tipuri de iaurt au vitamina D adăugată. Iaurtul este și o sursă excelentă de calciu, dar și de Lactobacillus, o bacterie prietenoasă, foarte importantă pentru sănătatea intestinelor.

BRÂNZA

Unele tipuri de brânză conțin o cantitate mică de vitamina D. Brânzeturile sunt grase și conțin iod și LDL-colesterol (așa-zisul colesterol rău). Din aceste motive, îi sfătuiesc pe pacienții mei să își limiteze cantitatea de brânză inclusă în dietă.

PEȘTELE

Peștele gras, precum somonul, macroul și peștele albastru conține în mod natural cantități rezobabile de vitamina D. Această cantitate rămâne neschimbată dacă peștele este gătit, dar scade cu 50% dacă este preparat la prăjit. De asemenea, somonul din crescătorii are doar 25% din cantitatea de vitamina D pe care o conține somonul sălbatic.

Avertisment referitor la consumul de peşte!

Peştele din mare conţine foarte mult iod. Prin urmare, pacienţii cu boala Graves ar trebui să îl evite. Peştele consumat în cantităţi mari poate duce la intoxicarea cu mercur.

Printre peştii care pot conţine mercur în cantităţi mari se numără rechinul, balena, peştele-spadă, macrou uriaş, peşte tilefish şi ton (atât tonul proaspăt, cât şi cel congelat). Cu toate acestea, tonul conservat pare să nu conţină atât de mult mercur, fiindcă este vorba despre specii mai mici, care trăiesc mai puţin. Tonul la conservă conţine însă cantităţi mari de iod, aşa că trebuie evitat de pacienţii cu boală Graves.

Peştele de apă dulce poate conţine şi el un nivel ridicat de mercur, mai ales bibanul, ştiuca şi peştele răpitor.

Prin urmare, recomand precauţie în ceea ce priveşte consumul de peşte. Moderaţia este cheia. Evitaţi tipurile de peşte care au un nivel ridicat de mercur şi de iod. Sfatul este valabil în mod special pentru femeile însărcinate, cele care alăptează, copiii mici şi femeile la vârsta procreării, în condiţiile în care dezvoltarea creierului la fetus şi nou-născuţi poate fi afectată de efectele nocive ale mercurului. Din acest motiv, Agenţia pentru Controlul Alimentelor şi Medicamentelor (FDA) recomandă ca femeile însărcinate, cele care alăptează şi copiii mici să evite peştele care conţine mercur în cantităţi mari.

Alte alimente

Alte alimente care conţin cantităţi mici de vitamina D sunt legumele, carnea şi gălbenuşul de ou. Mai jos sunt prezentate câteva alimente şi cantităţile aferente de vitamina D.

Aliment	Porție	Conținutul în vitamina D
Somon gătit	100 g	360 U.I.
Macrou gătit	100 g	345 U.I.
Ton conservat	85 g	200 U.I.
Sardine în ulei (conservă)	50 g	250 U.I.
Ciuperci shiitake crude	285 g	76 U.I.
Lapte fortificat	240 ml	100 U.I.
Suc de portocale fortificat	240 ml	100 U.I.
Cereale fortificate	1 porție	40-80 U.I.
Ouă (vitamina D sunt în gălbenuș)	1	20 U.I.
Ficat de vită, gătit	1 kg	15 U.I.
Brânză elvețiană	30 g	12 U.I.

U.I. = Unități internaționale

În Statele Unite, cele mai multe cereale și sucuri de portocale sunt fortificate cu mici cantități de vitamina D.

Un avertisment important!

Nu vă bazaţi pur şi simplu pe cantităţile declarate de vitamina D, pe care le regăsiţi pe etichetele produselor. De exemplu, într-un studiu de cercetare, s-a descoperit în lapte o cantitate de vitamina D mai mică cu 20% decât cea menţionată pe ambalaj (6). De asemenea, conţinutul de vitamina D din peşte variază foarte mult.

3. Suplimentele cu vitamina D

Practic, nu obţineţi suficientă vitamina D ca urmarea expunerii la soare şi din alimentaţie. Aşa cum am menţionat mai devreme, în practica mea clinică din sudul Californiei, am întâlnit o singură femeie care avea un nivel corespunzător de vitamina D, doar din expunerea la soare, fără să ia şi suplimente. Era salvamar şi lucra pe plajă. Pentru noi, ceilalţi, suplimentele reprezintă o sursă principală de vitamina D.

Doza iniţială de suplimente cu vitamina D

Doza iniţială de suplimente cu vitamina D variază de la persoană la persoană. Ea depinde în principal de cât de scăzut este nivelul de vitamina D. Aşadar, vă puteţi face testul de verificare a nivelului de 25 (OH) vitamina D, după care folosiţi următorul tabel, care vă ajută să vă alegeţi doza iniţială de vitamina D3.

Tabel de calcul a dozei inițiale de suplimente cu vitamina D

Nivelul de 25 (OH) vitamina D în ng/ml	Doza de vitamina D3
Sub 30	15.000 U.I. pe zi
30-40	10.000 U.I. pe zi
41-50	5.000 U.I. pe zi

Doza de vitamina D depinde și de greutatea corporală. Cu cât aveți mai multe kilograme, cu atât mai multă vitamina D trebuie să luați. De ce? Fiindcă această vitamină este solubilă *în grăsimi* și se blochează în grăsimea din organism. Din acest motiv, persoanele mai grase au nevoie de o doză mai mare decât cele mai slabe.

Recomandările de mai sus sunt pentru o persoană adultă, cu greutatea de **68 de kilograme**.

În general, adăugați 1.000 de U.I. pentru fiecare 5 kg peste cele 68. Și scădeți 1.000 U.I. pentru fiecare 5 kg sub cele 68.

Fiți atenți câte unități conține suplimentul de vitamina D pe care îl luați!

În SUA, doza de vitamina D se măsoară în U.I. (unități internaționale). Cu toate acestea, în unele părți ale lumii, nivelul de vitamina D se măsoară în micrograme mcg).

Iată și factorul de conversie:

40 U.I. = 1 mcg

De exemplu:

600 U.I. = 15 mcg

1.000 U.I. = 25 mcg

5.000 U.I. = 125 mcg

50.000 U.I. = 1.250 mcg sau 1,25 mg

VITAMINA D2 – 50.000 U.I.

Atunci când nivelul de vitamina D este sub 20, un tratament alternativ este luarea unei doze mai mari de vitamina D2 – de obicei 50.000 U.I. pe săptămână, timp de 12 săptămâni. În Statele Unite, este nevoie de reţetă de la medic pentru o asemenea doză de vitamina D2.

De curând, vitamina D3 a devenit disponibilă şi în doze de 50.000 U.I., care este preferată vitaminei D2.

Doza de menţinere în cazul suplimentelor cu vitamina D

O problemă frecventă apare ca urmare a educaţiei medicale tradiţionale, în care medicii sunt învăţaţi că, odată ce depozitele de vitamina D sunt refăcute, pacientul poate reveni la doza zilnică de menţinere de 600 U.I. De exemplu, dacă nivelul de vitamina D este foarte scăzut (să spunem sub 15 ng/ml), medicul vă va recomanda probabil o doză mai mare de vitamina D2, de exemplu 50.000 I.U pe săptămână, timp de 12 săptămâni, iar la sfârşitul perioadei vă va trece pe o doză de menţinere de 600 U.I.

Cel mai probabil, în următoarele luni, medicul nu va verifica să vadă ce se întâmplă cu nivelul de vitamina D în condiţiile unei doze atât de mici. Aceste practici sunt bazate pe mitul medical inoculat medicilor, acela că odată ce depozitele de vitamina D sunt refăcute, problema este cumva rezolvată.

Să analizăm mai îndeaproape acest mit. Vitamina D rămâne în organism doar câteva săptămâni. Prin urmare, „aşa-zisul tratament" cu vitamina D va dura doar câteva săptămâni, după care nivelul acestuia va reveni la cel obişnuit, adică mai scăzut.

Din acest motiv, eu personal verific nivelul de vitamina D al pacienţilor mei la fiecare trei luni. Iar ceea ce am descoperit mi-a deschis realmente ochii! Din experienţa mea clinică, doza de menţinere a vitaminei D depinde de doza iniţială. De exemplu, dacă un pacient are nevoie de o doză iniţială mare (de atac), acel pacient va avea nevoie şi de o doză ridicată de menţinere. În general, cei mai mulţi oameni au nevoie în continuare de o doză ridicată de vitamina D, pentru a-şi menţine nivelul optim. Şi chiar are sens. De ce?

Stilul de viaţă general al unei persoane determină nivelul de vitamina D. Dacă o persoană are la început un nivel foarte scăzut de vitamina D, acest lucru se datorează stilului de viaţă, care, în cele mai multe cazuri, nu se schimbă după câteva săptămâni de tratament cu vitamina D. Prin urmare, este important să continue cu o doză relativ mare de vitamina D ca doză de menţinere, în special la cei care iniţial aveau un nivel foarte scăzut de vitamina D.

Cei mai mulţi dintre pacienţii mei au nevoie de o doză zilnică de 5.000-10.000 U.I. de vitamina D3 pentru menţinerea unui nivel optim. Unii dintre ei, în special cei obezi, au nevoie de 20.000-25.000 U.I. pe zi, în timp ce persoanele mai slabe de doar 2.000 U.I. zilnic.

Vitamina D3 sau D2?

Vitamina D2, cunoscută şi ca *ergocalciferol,* îşi are originea într-o plantă. Pe de altă parte, vitamina D3, numită şi *colecalciferol*, este de origine animală. În starea lor naturală, oamenii sintetizează vitamina D3 în piele, în urma expunerii la soare. Prin urmare, eu personal recomand vitamina D3, fiindcă acesta este tipul fiziologic de vitamina D pentru fiinţele umane.

Vitamina D: pe cale orală (prin înghiţire) sau sublinguală (sub limbă)

Eu personal recomand administrarea SUBLINGUALĂ (sub limbă) pentru absorbţia vitaminei D sub formă de supliment, comparativ cu cea orală (prin înghiţire). De ce? Fiindcă, în urma absorbţiei sublinguale, vitamina D ajunge direct în circulaţia generală (în *circulaţia sistemică*, cum se numeşte ea din punct de vedere medical), aşa cum vitamina D este sintetizată în mod normal în urma expunerii la soare.

Spre deosebire de această variantă, vitamina D administrată oral este absorbită în circulaţia locală (sau *circulaţia portală*) din intestin, ajungând mai întâi în ficat înainte de a ajunge în circulaţia *sistemică*. În acest fel, ingestia orală nu este una atât de fiziologică, în timp ce absorbţia sublinguală este.

Acest aspect devine şi mai important la persoanele care au probleme cu digestia, de exemplu pacienţii cu pancreatită, boala Crohn, sindrom de intestin iritabil, intoleranţă la gluten, boala celiacă şi sprue tropical. De asemenea, este o problemă şi pentru cei care iau medicamente ce pot interfera cu absorbţia intestinală a vitaminei D, cum ar fi cele pentru convulsii, Cholestyramin sau Orlistat, dar şi pentru cei cu operaţie de bypass gastric sau cu inel gastric.

Puteţi cumpăra vitamina D3 cu administrare sublinguală şi de la retailerii online (de pe internet).

Monitorizarea nivelului de vitamina D

Nici măcar nu pot *sublinia suficient de mult* nevoia monitorizării atente a nivelului de vitamina D. Reacția unei persoane la o doză de vitamina D variază foarte mult. Așa cum am menționat anterior, fiindcă vitamina D este solubilă în grăsimi, rămâne blocată în grăsimea din corp, ceea ce înseamnă că este disponibilă în cantități mai mici în restul corpului. Prin urmare, obezii au nevoie de doze mai mari de vitamina D în comparație cu persoanele mai slabe. Fiindcă este o vitamină solubilă în grăsimi, este nevoie de niște mecanisme intestinale normale pentru a absorbi grăsimea. Dacă o persoană are probleme cu absorbția grăsimii (de exemplu cei cu pancreatită cronică, cu operație la pancreas sau la stomac), este posibil să nu absoarbă vitamina D în mod corespunzător.

În timpul verii, soarele este mai puternic și mulți oameni își petrec timpul afară. Prin urmare, doza necesară de suplimente cu vitamina D poate scădea puțin. Iarna, doza de vitamina D trebuie să crească puțin. Cu toate acestea, într-un lot de pacienți, variația sezonieră este minimă, fiindcă stau foarte mult pe afară și folosesc produse de protecție solară. Cantitatea de vitamina D pe care aceste persoane și-o iau din alimentație fluctuează și ea considerabil. În plus, unii iau în mod regulat suplimente cu vitamina D, în timp ce alții iau sporadic.

Prin urmare, le verific la fiecare trei luni nivelul de 25 (OH) vitamina D din sânge și ajustez în consecință doza de vitamina D. Obiectivul meu este să obțin și să mențin un nivel de 25 (OH) vitamina D în intervalul 50-100 ng/ml.

De asemenea, verific și nivelul de calciu, ca să mă asigur că persoana respectivă nu dezvoltă intoxicație cu vitamina D. Recomand monitorizarea nivelului de calciu și de vitamina D la fiecare trei luni. Testul de sânge pentru depistarea nivelului de calciu face parte din setul de analize uzuale pentru cei care au probleme de sănătate permanente, precum diabet, hipertensiune, colesterol mărit, artrită etc.

Situaţii speciale

1. STEROIZII

Fiindcă steroizii interferează cu vitamina D, îmi rog pacienţii să mă informeze dacă alţi medici le prescriu steroizi.

Atunci când o persoană ia o doză mare de steroizi sub formă orală, de exemplu Prednison, sau injectabilă, precum Solumedrol, Depomedrol sau Decadron, îi *dublez* doza de vitamina D. Îi verific la fiecare două luni nivelul de 25 (OH) vitamina D şi modific doza de vitamina D în consecinţă.

2. COPIII ŞI ADOLESCENŢII

Fiindcă laptele de mamă nu conţine cantităţi suficiente de vitamina D, bebeluşii care sunt hrăniţi exclusiv la sân prezintă un risc ridicat de deficit de vitamina D. Prin urmare, Academia Americană de Pediatrie a mărit de curând doza zilnică recomandată de vitamina D la 400 U.I. pentru aceşti copii, începând de la vârsta de două luni.

La cei mai mulţi copii, o doză zilnică de vitamina D3 de 1.000 U.I. la fiecare 9 kg/corp pare adecvată. În plus, este recomandată expunerea cu precauţie la soare, în special la bebeluşi şi la copiii mici.

Adolescenţa este perioada în care are loc dezvoltarea oaselor. Prin urmare, adolescenţii au nevoie de o doză corespunzătoare de vitamina D şi de calciu. După părerea mea, aceştia ar trebui să fie încurajaţi să îşi petreacă timpul în aer liber şi să se expună la soare. În plus, ar trebui să ia vitamina D3 în doze de 1.000 U.I. la fiecare 9 kg/corp.

3. FEMEI ÎNSĂRCINATE SAU CARE ALĂPTEAZĂ

Aceste femei prezintă un risc ridicat de a dezvolta deficiență de vitamina D. Un nivel scăzut de vitamina D la mamă duce la un nivel scăzut de vitamina D la copil. Prin urmare, pentru femeile însărcinate și care alăptează, verific nivelul de bază al vitaminei D și îl monitorizez la fiecare trei luni. Dacă acesta este scăzut, îl tratez așa cum am descris anterior în acest capitol.

Dacă nivelurile din sânge nu sunt disponibile, atunci femeile din această categorie ar trebui să ia zilnic cel puțin 5.000 U.I. de vitamina D3.

4. SINDROMUL DE MALABSORBȚIE

Un nivel scăzut de vitamina D este frecvent întâlnit în rândul celor cu sindrom de malabsorbție, precum boala Crohn, boala celiacă, pancreatită cronică sau operații la intestin, pancreas ori stomac.

La acești pacienți, verific nivelul de bază de vitamina D. În cele mai multe cazuri, descopăr că este foarte scăzut și îl tratez conform strategiei pe care am prezentat-o anterior. Acești pacienți au nevoie de obicei de o doză mare de vitamina D pentru a-i satisface organismului necesarul.

În prezent, vitamina D3 este disponibilă și în formula de administrare SUBLINGUALĂ, așa că o recomand mai ales pacienților din această categorie.

INTOXICAȚIA CU VITAMINA D

Aproape fiecare articol publicat în ziare sau reviste referitor la vitamina D include avertismente despre potențialul risc de intoxicație, astfel că cititorul poate rămâne cu impresia că este o consecinţă frecventă a administrării de vitamina D sub formă de suplimente.

Unii se sperie, aşa că decid să nu ia suplimente cu vitamina D, ajungând în cele din urmă la un deficit al acesteia în sânge. Ce păcat!

Din punctul meu de vedere este evident că autorii acestor articole nu tratează în realitate pacienţi cu un nivel scăzut de vitamina D, iar cunoştinţele lor referitoare la acest tip de intoxicaţie sunt foarte limitate sau superficiale.

Ce este intoxicaţia cu vitamina D?

Intoxicaţia cu vitamina este definită ca „o cantitate în exces de vitamina D, care face rău organismului".

Ce nivel de vitamina D poate face rău organismului?

Un nivel de 25 (OH) vitamina D în sânge care este în mod constant mai mare de 200 ng/ml (500 nmol/L) este considerat a fi potenţial toxic (7). Vă rog să observaţi sintagma „potenţial toxic", care înseamnă că există un potenţial risc de intoxicaţie cu vitamina D dacă nivelul ei în sânge este mai mare de 200 ng/ml. Cu toate acestea, nu înseamnă automat că v-aţi intoxicat cu vitamina D dacă nivelul ei în sânge depăşeşte 200 ng/ml. Nici în studiile pe modele animale, o concentraţie în sânge de vitamina D mai mare de 400 ng/ml (1.000 nmol/L) nu a fost asociată cu intoxicaţia (8).

Experţii care studiază vitamina D au ales arbitrar acest nivel limită, de 200 ng/ml (500 nmol/L), pentru a da o limită de siguranţă. De notat că intervalul considerat normal de 25 (OH) vitamina D este de 30-100 ng/ml (75-250 nmol/L).

Cât de frecventă este intoxicația cu vitamina D?

Extrem de rară.

Eu personal verific nivelul de vitamina D al tuturor pacienților mei – și fac acest lucru de 15 ani. Nu am văzut nici măcar un singur caz de intoxicație serioasă cu vitamina D la pacienții mei care luau suplimente cu vitamina D3 sau D2! Acești pacienți iau de obicei o doză zilnică de 2.000 U.I. până la 10.000 U.I. (între 50 și 250 mcg) de vitamina D3 sau o doză săptămânală de vitamina D2 de 50.000 U.I. (1,25 mg). Niciunul dintre acești pacienți nu a avut un nivel de 25 (OH) vitamina D peste 100 ng/ml (250 nmol/L).

În cazuri foarte rare, vin la mine pacienți cu un nivel de calciu în sânge ușor mai mare decât limita normală. Simpla reducere a aportului de calciu aduce nivelul acestui element înapoi la valoarea normală. Nu consider că a apărut ca urmare a intoxicației cu vitamina D. Și aceeași părere o au și alți experți în domeniul vitaminei D.

Vitamina D3 vândută fără rețetă de la medic versus vitamina D pe bază de prescripție medicală, respectiv Calcitriol (Rocaltrol)

Aș vrea să clarific și o altă problemă. Autorii articolelor medicale din ziare sau reviste vorbesc la modul general despre suplimentele cu vitamina D, ceea ce este o greșeală. Există câteva moduri de preparare a suplimentelor cu vitamina D. Printre ele se numără vitamina D3 (colecalciferol), vitamina D2 (ergocalciferol), Calcidiol și Calcitriol. Calcitriolul este cunoscut și sub denumirea de brand Rocaltrol.

Calcitriolul (Rocaltrol) este o formă sintetică a vitaminei D, fiind mai degrabă un medicament decât un supliment. Prin urmare, se eliberează doar pe bază de prescripție medicală. Este indicat de obicei pacienților cu insuficiență renală, care fac dializă. Calcitriolul (Rocaltrol) este prescris uneori şi pacienților a căror glandă paratiroidă a fost scoasă (de cele mai multe ori din greşeală, în timpul operației de tiroidă). Calcitriolul (Rocaltrol) este mult mai puternic decât vitamina D3 sau D2 naturală şi poate duce uneori la intoxicație cu vitamina D. Medicii care prescriu Calcitriol (Rocaltrol) sunt conştienți (sau ar trebui să fie) de acest risc, fiind indicat să îşi monitorizeze cu atenție pacienții.

Puteți face intoxicație cu vitamina D dacă vă expuneți prea mult la soare?

Răspunsul este „nu". Nu puteți face intoxicație cu vitamina D dacă vă expuneți prea mult la soare. Motivul? Natura este inteligentă. Pielea o formează în funcție de nevoile organismului. Peste aceste limite, orice surplus de vitamina D care se formează în piele este descompus (9). Inteligent, nu-i aşa?

Cum poate fi depistată intoxicația cu vitamina D?

Vitamina D contribuie la absorbția calciului din intestine. Nivelurile toxice de vitamina D pot duce la creşterea nivelului de calciu în sânge. Astfel, intoxicația cu vitamina D se manifestă printr-un nivel mai ridicat de calciu în sânge.

Cea mai simplă şi mai ştiințifică modalitate de a diagnostica intoxicația cu vitamina D este verificarea nivelului de calciu şi de vitamina D din sânge. Toată lumea ar trebuie să îşi verifice aceşti doi parametri, odată la trei luni. Dacă nivelul de 25(OH) vitamina D este mai mare de 100 ng/ml (250 nmol/L) sau dacă este depistat un nivel ridicat de calciu, atunci ar trebui redusă doza de vitamina D.

Cu toate acestea, puteţi observa că nivelul este totuşi sub cel potenţial toxic, de 200 ng/ml (500 nmol/L).

Simptomele intoxicării cu vitamina D

Simptomele intoxicaţiei cu vitamina D se datorează creşterii nivelului de calciu în sânge.

Creşterea uşoară a nivelului de calciu în sânge

De obicei nu are niciun fel de simptome.

Creşterea moderată a nivelului de calciu în sânge

Cauzează de obicei simptome nespecifice: greaţă, senzaţia de vomă, constipaţie, apetit scăzut, pierdere în greutate şi stare de slăbiciune. Nu uitaţi că aceste simptome pot fi declanşate de o mulţime de alte afecţiuni medicale.

Creşterea severă a nivelului de calciu în sânge

Cauzează simptome neurologice, precum somnolenţa, confuzia, chiar şi comă sau ritm cardiac anormal, care pot fi fatale dacă nu sunt tratate în timp util.

Tratamentul intoxicaţiei cu vitamina D

În cazuri foarte rare, văd pacienţi care iau suplimente cu vitamina D şi au un nivel de calciu în sânge uşor peste limita superioară normală. Le micşorez aportul de calciu şi peste o lună repet analiza de sânge pentru măsurarea nivelului de calciu. Din experienţa mea, reducerea aportului de calciu aduce acest element în limitele considerate normale în organism.

Foarte rar, nivelul de calciu rămâne uşor ridicat. În aceste condiţii, verific apoi nivelul hormonului paratiroidian. Dacă este în limite normale, discut cu pacientul despre dieta pe care o are şi încerc să micşorez aportul de calciu. Chiar şi la aceşti pacienţi, nivelul de calciu revine de cele mai multe ori la normal în urma diminuării aportului de calciu.

De asemenea, iau în calcul şi alte cauze ale nivelului de calciu în sânge, de exemplu hiperparatiroidismul primar şi cancerul. De la caz la caz, îmi pun pacienţii să îşi facă aceste analize. Dacă nivelul de calciu este ridicat şi hormonul paratiroidian (PTH intact) la fel, iar valorile lor nu ajung la normal în urma suplimentelor cu vitamina D, atunci este foarte probabil ca pacientul respectiv să aibă hiperparatiroidism primar. Dacă hormonul paratiroidian (PTH intact) este normal, iar pacientul continuă să aibă un nivel crescut de calciu, investighez şi posibilitatea altor cauze, precum cancerul.

În cazuri foarte rare, calciul crescut în sânge poate apărea ca urmare a intoxicaţiei cu vitamina D, în urma luării unor doze foarte mari de vitamina D (de exemplu 100.000 de unităţi pe zi), o perioadă îndelungată de timp. Eu personal nu am întânit asemenea cazuri. Din experienţa mea, dozele obişnuite de vitamina D3 care variază de la 5.000 U.I. pe zi la 10.000 U.I. pe zi nu duc la creşterea nivelului de calciu în sânge.

Nu uitaţi că, în afară de intoxicaţia cu vitamina D, există multe cauze ale unui nivel ridicat de calciu în sânge. Două dintre ele sunt hiperparatiroidismul primar şi cancerul. Dacă aveţi un nivel ridicat de calciu în sânge, medicul ar trebui să încerce să depisteze cauzele.

Este important să vă informaţi medicul despre toate suplimentele dietetice pe care le luaţi, inclusiv pe cele cu vitamina D. Cei mai mulţi medici nu îşi întreabă pacienţii acest lucru, iar de cele mai multe ori nici pacienţii nu le spun. Pentru a primi cea mai bună îngrijire medicală posibilă, medicul ar trebui să ştie toate medicamentele pe care le luaţi, inclusiv suplimentele dietetice. Dacă el stabileşte că acea creştere uşoară a nivelului de calciu din sânge se datorează dozelor foarte mari de suplimente cu vitamina D, care se pot cumpăra fără prescripție medicală (aspect evidențiat prin nivelul mare de 25(OH) vitamina D din sânge), atunci, la sfatul medicului, ar trebui să reduceți aportul de calciu și de vitamina D. În cele mai multe cazuri, simpla reducere a aportului de calciu va aduce nivelul acestui element în limite normale. Dacă medicul vă sfătuiește să reduceți doza de vitamina D, ar trebui să o faceți. Verificați-vă din nou nivelul de calciu peste o lună, pentru a vă asigura că e normal. Faceți încă o dată analiza peste trei luni, pentru a verifica dacă nivelurile de calciu și de vitamina D sunt în regulă.

Dacă nivelul de calciu este ridicat din cauza „prescrierii de vitamina D", de exemplu calcitriol, tratamentul va depinde de cât de mare este acest nivel de calciu, dar și de celelalte simptome. Medicul îl va gestiona în mod corespunzător. Dacă nivelul de calciu este moderat spre foarte mare, medicul vă va trimite probabil la spital, unde veți primi tratamentul potrivit pentru intoxicația cu vitamina D.

Referințe

1. Yetley E.A., Assessing vitamin D status of the U.S. population. *Am J Clin Nutr*. 2008; 88(2)558S-564S.

2. Ginde A.A., Liu M.C., Camargo C.A. Jr. Demographic differences and trends of vitamin D insufficiency in the US population, 1988-2004. *Arch Intern Med*. 2009; 169(6):626- 632.

3. Prentice A. Vitamin D deficiency: a global perspective. *Nutr Rev*. 2008; 66(10 suppl 2): S153-164.

4. Bischoff-Ferrari H. et al. Current recommended vitamin D may not be optimal. *Am J Clin Nutr*. 2006; 84:18-28.

5. Vieth R., Bischoff-Ferrari H., Boucher B.J., Dawson-Hughes B., Garland C.F., Heaney R.P., et al. The urgent need to recommend an intake of vitamin D that is effective. *Am J Clin Nutr* 2007; 85:649-50.

6. Holick M.F., Shao Q., Liu W.W., et al. The vitamin D content of fortified milk and infant formula. *N Engl J Med.* 992;326(18):1178-81.

7. Jones G. The pharmacokinetics of vitamin D. *Am J Clin Nutr.* În presă.

8. Shepard R.M., DeLuca H.F. Plasma concentrations of vitamin D3 and its metabolites in the rat as influenced by vitamin D3 or 245-hydoxyvitamin D3 intakes. *Arch Biochem Biophys* 1980; 202:43-53.

9. Holick M.F. Vitamin D deficiency. *N Engl J Med* 2007; 357:266-81.

Capitolul 13

Suplimentarea vitaminei B12

Persoanele cu boala Graves riscă să aibă deficit de vitamina B12 din mai multe motive, prezentate în cele ce urmează.

Pentru ca vitamina B12 din alimentaţie să se absoarbă în sânge, organismul are nevoie de încă o substanţă, numită factor intrinsec (IF), care este sintetizată de anumite celule specifice din stomac, numite celule parietale. Factorul intrinsec (IF) se combină apoi cu vitamina B12 ingerată, numită în aceste condiţii factor extrinsec. Combinaţia factorului intrinsec cu vitamina B12 (IF-B12) trece apoi prin intestine, până când ajunge la partea terminală a intestinului, cunoscută şi drept ileon terminal. În acest punct, complexul IF-B12 este absorbit în sânge.

Persoanele cu boala Graves prezintă un risc crescut de a dezvolta *anticorpi* care distrug celulele parietale, afecţiunea purtând numele de *gastrită atrofică*. Pe măsură ce aceste celule parietale sunt distruse, nu mai există producţie de factor intrinsec (IF). La unii indivizi, anticorpii atacă direct IF. Lipsa de IF duce la absorbţia defectuoasă a vitaminei B12, care se manifestă prin anemie. Este ceea ce numim anemie pernicioasă.

În plus, pacienţii cu boala Graves mai pot avea şi colită ulcerativă sau boala Crohn, care implică adesea ileonul terminal, acea parte a intestinului în care este absorbită, în mod normal, vitamina B12. Drept urmare, are loc în continuare o disfuncţie a absorbţiei de vitamina B12.

De ce este importantă vitamina B12?

Vitamina B12 este importantă pentru sinteza şi reglarea ADN-ului din fiecare celulă a organismului. Astfel, este importantă pentru menţinerea integrităţii genomului personal.

Este importantă în mod special pentru sănătatea creierului, a nervilor, a celulelor din sânge, din tractul gastrointestinal şi a metabolismului acizilor.

Care sunt simptomele unui nivel scăzut de vitamina B12?

Nivelul scăzut de vitamina B 12 poate duce la:

1. Lipsă de energie

2. Furnicături şi amorţeli la nivelul mâinilor şi picioarelor, din cauza neuropatiei periferice

3. Pierderi de memorie

4. Demenţă

5. Depresie

6. Mers anormal şi pierderi de echilibru

7. Anemie

8. Senzaţie de arsură la nivelul limbii, apetit scăzut

9. Constipaţie care alternează cu diaree, dureri abdominale vagi

10. Creşterea nivelului de homocisteină, fapt ce reprezintă un factor de risc pentru boli de inimă, atac vascular cerebral, demenţă, boala Alzheimer şi fracturi osoase la bătrâneţe. Nivelul scăzut de acid folic, vitamina B6 şi genetica sunt alţi factori care contribuie la creşterea nivelului de homocisteină.

Cine riscă să aibă un nivel scăzut de vitamina B12?

1. Cei cu afecţiuni gastrointestinale, cum ar fi gastrita atrofică, aşa cum am explicat mai sus. De asemenea, cei cu pancreatită cronică, rezecţia intestinului subţire, enteropatie glutenică, boala Crohn şi colită ulcerativă.

2. Oricine are o dietă strictă vegetariană, deoarece vegetalele nu conţin vitamina B12.

3. Oricine urmează tratament cu medicamentul antidiabetic Metformin (Glucophage).

4. Oricine urmează tratament pentru stomac cu medicamente precum Prilosec, Prevacid, Protonix, Aciphex, Pepcid, Zantac, Tagamet etc.

5. Antibioticele pot scădea nivelul vitaminei B12, afectând flora bacteriană intestinală normală.

6. Oricine a suferit o intervenţie chirurgicală la stomac.

Deficitul de vitamina B12 rămâne adesea nediagnosticat.

Deficitul de vitamina B12 rămâne adesea nediagnosticat deoarece medicii nu iau în considerare această posibilitate.

Spre exemplu, când un pacient diabetic se plânge de furnicături la picioare, medicii fac tot ce le stă în puteri să diagnosticheze neuropatia periferică diabetică. Apoi încep tratamentul cu medicamente, fără să vă verifice nivelul vitaminei B12, chiar dacă acesta ia Metformin. În realitate, neuropatia periferică la pacienții diabetici cu Metformin este cauzată adesea de doi factori: diabetul în sine și deficitul de vitamina B12.

Deficitul de vitamina B12 poate fi diagnosticat printr-o analiză de sânge.

Nivelul în sânge de sub 400 pg/ml indică deficitul de vitamina B12. Din experiența mea clinică, pacienților le este mult mai bine când nivelul lor de vitamina B12 este mai apropiat de 1.000 pg/ml.

Care sunt sursele naturale de vitamina B12?

Produsele de origine animală sunt principalele surse de vitamina B12. Alimentele derivate din plante *nu conțin* vitamina B12. Sursele recomandate de introdus în dietă includ gălbenușul de ou, somonul, crabii, scoicile, racii, sardinele, ficatul, creierul și rinichii. Cantități mai mici de vitamina B12 se găsesc și în carne de vită, miel, pui, porc, lapte și brânză.

Există vreun risc de supradoză cu vitamina B12?

Din cunoștințele mele, nu au fost raportate cazuri de supradoză cu vitamina B 12 în literatura medicală.

Care sunt diferitele forme de suplimente cu vitamina B12?

Suplimentele cu vitamina B12 sunt disponibile sub formă de pilule orale şi pentru absorbţie sublinguală (sub limbă).

Eu prefer ruta sublinguală de absorbţie, deoarece absorbţia vitaminei B12 din cavitatea bucală (dizolvarea în gură) este excelentă, mai bună decât cea din stomac şi din intestine. Vitamina B12 este disponibilă şi sub formă injectabilă. Aveţi nevoie de prescripţie de la medicul de familie sau de la specialist pentru a vi se injecta vitamina B12.

Capitolul 14

Utilizarea judicioasă a medicamentelor antitiroidiene

Natura vindecă treptat. Prin urmare, eu personal nu-mi las pacienții să se expună riscului efectelor secundare adverse ale hipertiroidismului, ci încercăm să gestionăm stresul, schimbările legate de alimentație, dar și suplimentarea aportului de vitamina D și B12.

Folosesc într-un mod judicios medicamentele antitiroidiene. De obicei, utilizez Methimazol (Tapazol), deoarece are un timp de înjumătățire lung, de 4-6 ore. Prin urmare, poate fi luat o dată sau de două ori pe zi, spre deosebire de PTU (PropylThioUracil) care are un timp de înjumătățire de 75 de minute și, deci, trebuie luat de trei ori pe zi. Utilizez PTU la pacientele însărcinate, deoarece Methimazol poate cauza o afecțiune gravă a pielii la nou-născuți, numită cutis aplasia, care este un defect congenital al pielii noului-născut. De cele mai multe ori are dimensiuni mici și este localizat pe scalp, dar poate apărea oriunde pe corp și sub forma unor defecte multiple ale pielii. Mai utilizez PTU la pacienții alergici la Methimazol.

Doza inițială a medicației antitiroidiene

Utilizez doze mai mici de medicamente antitiroidiene, în comparație cu ceea ce se recomandă în general. Aceste doze funcționează la pacienții mei, deoarece am grijă să mă ocup și de cauza care stă la bază, disfuncția autoimună, schimbându-le felul de a gândi, obiceiurile alimentare și adăugându-le suplimente de vitamine D și B12. Poate că de aceea nu am observat cazuri de intoxicație cauzate de aceste medicamente la pacienții mei. Doza inițială a unui medicament antitiroidian depinde de gravitatea hipertiroidismului. Iată doza obișnuită de start pentru medicamentele antitiroidiene pe care o utilizez eu în practica mea medicală.

Doza inițială a medicamentelor antitiroidiene

	Ușor	Moderat	Sever
Methimazol	5 mg pe zi	5 mg, de două ori pe zi	10 mg, de două ori pe zi
PTU	50 mg, de două ori pe zi	50 mg, de trei ori pe zi	100 mg, de trei ori pe zi

În afara Statelor Unite, Carbimazol este utilizat pe scară largă. În sânge, se transformă în Methimazol. Din aproximativ 10 mg de Carbimazol rezultă în jur de 6 mg de Methimazol.

Durata tratamentului cu medicamente antitiroidiene

În practica endocrinologică tradiţională, se recomandă a nu se utiliza medicamente antitiroidiene mai mult de doi ani. Apoi, tratamentul ar trebui oprit. Dacă hipertiroidismul se instalează din nou, atunci pacientului ar trebui să i se dea un tratament alternativ: iod radioactiv sau intervenţie chirurgicală. Limita de doi ani a fost aleasă arbitrar, fără *niciun* motiv justificat.

Obişnuiam să respect această regulă înainte să-mi dezvolt propria strategie. Mi-am dat seama că dacă *nu* se tratează disfuncţia autoimună ascunsă, simplul tratament cu medicamente antitiroidiene este superficial şi ineficient. Am ajuns la concluzia că fiecare persoană răspunde diferit la tratament. Prin urmare, acum nu mai urmez reguli stricte. Tratez fiecare pacient ca pe un individ *unic*.

Noua mea strategie de tratament nu numai că foloseşte medicamente antitiroidiene, ci se ocupă şi de cauza care stă la baza bolii Graves: disfuncţia autoimună. Cu această abordare terapeutică, am descoperit că unii pacienţi au nevoie de medicamente antitiroidiene pentru o perioadă scurtă, de câteva luni, în vreme ce alţii necesită tratament pe o perioadă mai lungă. Eu personal nu am o limită de timp *arbitrară* pentru utilizarea unui medicament antitiroidian.

Efectele secundare ale medicamentelor antitiroidiene

Efectele secundare ale medicamentelor antitiroidiene au fost discutate în detaliu în Capitolul 7, „Tratamentul tradiţional al bolii Graves şi hipertiroidismului".

Capitolul 15

Boala oculară Graves

(orbitopatie, oftalmopatie)

Boala oculară Graves este denumită din punct de vedere medical orbitopatie sau oftalmopatie. La fel ca majoritatea endocrinologilor, prefer termenul „orbitopatie", deoarece boala este localizată chiar în spatele ochiului, însă în interiorul prizei globului ocular sau al orbitei.

Orbitopatia Graves se dezvoltă de obicei concomitent cu instalarea hipertiroidismului. Cu toate acestea, se poate dezvolta după luni sau chiar ani înainte sau după apariția simptomelor hipertiroidismului.

Există patru factori cunoscuți care pot duce la instalarea orbitopatiei Graves:

• Stresul

• Fumatul

• Iodul radioactiv pentru tratamentul hipertiroidismului Graves

• Intervenția chirurgicală pentru tratamentul hipertiroidismului Graves

Cât de frecventă este orbitopatia Graves?

Depinde ce criterii se folosesc pentru diagnosticarea orbitopatiei Graves. La ecografie, tomografie sau RMN, schimbările orbitopatiei Graves se văd într-o proporție foarte mare (60-90%) la pacienții cu hipertiroidie Graves. Oricum, din punct de vedere clinic, doar aproximativ 25-50% dintre pacienții cu hipertiroidism Graves fac și orbitopatie Graves.

Simptomele orbitopatiei Graves

• Retragerea pleoapei superioare, care oferă imaginea de privire „uimită"

• Ochii bulbucați, ceea ce se numește în termeni medicali proptoză sau exoftalmie

• Incapacitatea de a închide complet ochii, fenomen numit medical lagoftalmie

• Ochi uscați, iritați, care dau senzația de prezență a unui corp străin în ochi. Ca reflex, apare o lăcrimare abundentă.

• Ochi înroșiți

• Sensibilitate la lumină, numită medical fotofobie

• Durere intensă în ochi, cauzată de obicei de ulcerația corneană

• Presiune/durere în spatele ochiului

• Vedere dublă

• Vedere deteriorată

Cum se dezvoltă orbitopatia Graves?

O să fac mai întâi o scurtă prezentare a anatomiei orbitei. Orbita este structura osoasă sau priza în care este localizat globul ocular. Are formă de piramidă cu baza în sus şi vârful în jos.

În spatele globului ocular, există un spaţiu, spaţiul retro-ocular, plin cu grăsime, vase de sânge, nervi, ţesuturi conjunctive şi şase muşchi pentru mişcarea ochiului: medial, lateral, superior şi inferior drept şi superior şi inferior oblic. Aceşti muşchi răspund de mişcarea ochiului în diferite direcţii. Mai există un muşchi numit ridicător al pleoapei superioare, care ridică pleoapa superioară.

La pacienţii cu boala Graves, limfocitele activate se infiltrează în orbită prin vasele de sânge. Ţinta lor este un tip de celulă numit fibroblastic, prezent în ţesuturile grase/conjunctive din spatele globului ocular (ţesut gras/conjunctiv retro-ocular), precum şi în muşchii extraoculari. Fibroblaştii se activează şi încep să se manifeste printr-un antigen *ascuns* altminteri, care este considerat de limfocite ca fiind *străin.* Acest lucru declanşează o avalanşă de procese, ducând la inflamaţia şi umflarea ţesuturilor moi din spaţiul retro-ocular.

Gândiţi-vă la limfocite ca la nişte soldaţi *înfierbântaţi* în căutarea inamicului, numai că nu există niciun inamic. Gândiţi-vă la celulele fibroblastice ca la nişte victime nevinovate, care se sperie şi o iau la fugă atunci când văd soldaţii. Acest lucru îi *energizează* pur şi simplu pe soldaţi. Ei încep să provoace *daune* şi mai şi cer *întăriri,* fiind convinşi – fără temei – că au găsit inamicul.

Atunci, celulele fibroblastice produc o cantitate sporită de matrice, cunoscute în limbaj medical drept glicozaminoglicani sau GAG, constând în principal în acid hialuronic. Această matrice se *îmbibă* cu apă şi se umflă. Rezultatul concret este un volum crescut al ţesutului conjunctiv din spatele globului ocular, precum şi din muşchii extra-oculari.

Limfocitele activate mai produc şi unele substanţe chimice, numite citokine, cum ar fi interferon gamma, factorul de necroză tumorală alfa şi interleukinele. Aceste citokine provoacă inflamarea şi umflarea ţesuturilor moi (ţesuturile conjunctive, grase şi muşchii extra-oculari) din spaţiul retro-ocular.

Orbita este o structură osoasă. Prin urmare, nu se poate mări. Deci rezultatul concret al presiunii ţesuturilor moi mărite, umflate, inflamate, din spatele globului ocular, constă în împingerea în faţă a globului ocular, care provoacă trăsăturile clinice ale bulbucării ochilor (proptoză sau exoftalmie). Muşchii extraoculari umflaţi nu funcţionează corespunzător, ducând la vederea dublă. Ţesuturile moi retro-oculare presează şi întoarcerea venoasă, ceea ce contribuie la apariţia edemelor (umflăturilor) şi la congestionarea conjunctivitei, care duce la înroşirea ochilor.

Dat fiind că ochii sunt împinşi în faţă, ei nu se mai pot închide complet, ceea ce are ca rezultat uscarea corneei. Este motivul pentru care apare senzaţia de ochi uscaţi, iritaţi, sensibili la lumină. Ca urmare, are loc lăcrimarea excesivă. Expunerea ochilor poate duce la *abraziunea/ulceraţia* corneei (keratita de expunere), care provoacă dureri intense în ochi. În cazurile grave, aceasta poate afecta grav corneea, ducând la orbire.

În cazurile severe de orbitopatie Graves, strângerea muşchilor extra-oculari umflaţi către vârful orbitei poate presa nervul optic şi îl poate deteriora. Acest lucru duce la neuropatia optică. Pierderea vederii în culori este *unul dintre primele* semne de neuropatie optică.

Printre celelalte caracteristici se numără deteriorarea vederii, apariția unor puncte negre în câmpul vizual sau îngustarea concentrică a câmpului vizual.

Activarea cronică a celulelor fibroblastice poate duce în cele din urmă la fibroza/cicatrizarea țesutului conjunctiv retro-ocular, a mușchilor extraoculari și a mușchiului ridicător superior. Mușchii cicatrizați extraoculari devin duri și pot conduce la strabism permanent, rezultatul fiind vederea dublă permanentă. Mușchiul ridicător superior cicatrizat poate duce la retragerea permanentă a pleoapei superioare, fapt ce provoacă desfigurarea estetică.

De ce atacă orbita sistemul imunitar?

După cum poate vă amintiți, în boala Graves, limfocitele activate concep un atac asupra receptorilor TSH din glanda tiroidă și produc anticorpi stimulanți care le comandă apoi celulelor tiroidei să producă în cantități mai mari hormoni tiroidieni.

După cum s-a dovedit, receptorii TSH sunt prezenți și în celulele fibroblastice din țesutul gras/conjunctiv retro-ocular și în mușchii extraoculari (1). Limfocitele activate la pacienții cu boala Graves *vânează* receptorii TSH și sfârșesc prin a ataca țesutul gras/conjunctiv prezent în orbita indivizilor suspectați. Acest fapt explică și de ce orbitopatia Graves se înrăutățește adesea după ce pacienții cu hipertiroidism Graves sunt tratați cu iod radioactiv, care acționează deteriorând celulele tiroidei.

Ulterior, proteina din receptorii TSH se eliberează în sânge, ajunge la globul ocular și întărește apoi atacul limfocitelor activate. Același mecanism explică agravarea orbitopatiei Graves după intervenția chirurgicală tioridiană.

Tratamentul orbitopatiei Graves

Orbitopatia Graves ar trebui tratată de către un endocrinolog și un oftalmolog cu experiență.

Scopul tratamentului

1. Înlăturarea simptomelor

2. Prevenirea deteriorării corneene

3. Recunoașterea și tratarea urgențelor precum neuropatia optică, proptoza severă și durerea retro-oculară

4. Intervenția chirurgicală corectivă și estetică, dacă și când este nevoie

Majoritatea cazurilor de orbitopatie Graves sunt lejere și se ameliorează spontan. Acești pacienți necesită măsuri simple, cum ar fi lacrimile artificiale, ochelarii de protecție împotriva prafului și lentilele închise la culoare, dacă este prezentă sensibilitatea la lumină. Lipirea pleoapelor pe timpul nopții este și ea de ajutor.

În cazurile moderate spre severe, se prescrie Prednison pe cale bucală pentru reducerea inflamației. De obicei, este nevoie de cure prelungite cu Prednison, ceea ce poate cauza efecte adverse grave, cum ar fi osteoporoza, riscul crescut de infecții, creșterea nivelului de glucoză din sânge etc.

Uneori, este necesară iradierea, cu sau fără Prednison, pentru tratarea neuropatiei optice.

La unii pacienți, este necesară intervenția chirurgicală. Se recurge la trei tipuri de intervenții chirurgicale, în următoarea ordine:

1. Chirurgia de decompresie. Unul sau mai mulți pereți ai orbitei sunt înlăturați pentru eliminarea presiunii intraorbitale. Indicația principală pentru chirurgia de decompresie este neuropatia optică. Printre alte indicații se

număr bulbucarea severă a ochilor, durerea retro-oculară, periorbitală şi efectele secundare insuportabile ale prednisonului.

2. Chirurgia pentru corectarea strabismului, în vederea îmbunătăţirii/corectării vederii duble.

3. Chirurgia pleoapei, pentru îmbunătăţirea/corectarea pleoapelor retractate şi din motive estetice.

Programarea şi hotărârea de a interveni chirurgical diferă de la caz la caz. Orbitopatia Graves se înrăutăţeşte de obicei după primele şase luni. Apoi, se poate ameliora sau stabiliza. Prin urmare, se recomandă o perioadă de aşteptare, până când vederea este pusă în pericol.

Ca o regulă generală, chirurgia ar trebui amânată până când pacientul a atins un nivel normal de hormoni tiroidieni. Singura excepţie de la această regulă este orbitopatia severă şi cazurile în care vederea este pusă în pericol – situaţii în care chirurgia de decompresie se efectuează imediat, pentru a înlătura presiunea intraorbitală.

Referinţe

1. Williams G.R. Extrathyroidal expression of TSH receptor. *Ann Endocrinol* (Paris). 2011 Apr; 72(2):68-73.

Capitolul 16

Boala Graves şi sarcina

Boala Graves, la fel ca celelalte boli autoimune, este rar întâlnită în timpul sarcinii. De ce? Pentru că natura este foarte inteligentă. În timpul sarcinii, sistemul imunitar devine foarte *tolerant*, dat fiind că trebuie să *accepte* un organism *diferit* de el însuşi, care creşte în corp.

Noile cazuri de boală Graves apar cu o rată de cca 2 cazuri la 1.000 de sarcini. Dacă aveţi boala Graves dinaintea sarcinii, de cele mai multe ori aceasta se ameliorează în timpul sarcinii. Cu toate acestea, lucrurile nu stau mereu aşa. Uneori, pacienţii pot dezvolta hipertiroidism sever şi complicaţii. În plus, fătul este supus unui risc crescut de complicaţii.

Riscurile asupra mamei

Pacientele cu boala Graves tolerează de obicei destul de bine hipertiroidismul moderat, dar hipertiroidismul moderat spre sever poate cauza hipertensiune arterială, eclampsie şi insuficienţă cardiacă congestivă.

Riscurile asupra fătului

Hormonul tiroidian de la mamă nu trece prin placentă. Prin urmare, chiar dacă mama are un nivel ridicat de hormoni tiroidieni, aceştia nu afectează fătul. Oricum, anticorpii tiroidei pot trece prin placentă după cea de-a douăzecea săptămână de sarcină şi pot afecta fătul.

În boala Graves, aceşti anticorpi tiroidieni sunt de obicei stimulanţi, cunoscuţi drept imunoglobine de stimulare a tiroidei (TSI).

Aceşti anticorpi pot stimula glanda tiroidă fetală (la fel cum fac şi pentru glanda tiroidă maternă) să producă hormoni tiroidieni în exces, ceea ce duce la hipertiroidism la făt, precum şi la nou-născut în primele câteva luni de viaţă. Din fericire, hipertiroidismul fetal este rar. Apare la cam 5% dintre mamele cu boala Graves (1).

Rareori, aceşti anticorpi tiroidieni pot bloca anticorpii (TSH-anticorpi care blochează stimularea tiroidiană – sau TSBAB) şi pot duce la apariţia hipotiroidismului la făt, precum şi la nou-născut în primele câteva luni de viaţă. Apariţia acestei boli este foarte rară, afectând numai 1 din 180.000 de nou-născuţi din America de Nord (2).

Hipertiroidismul la făt poate provoca avort, retard de creştere intrauterină, prematuritate, tahicardie fetală (ritmul inimii fătului mai mare de 160 de bătăi pe minut) şi guşă fetală, care poate fi detectată la ecografie.

Hipertiroidismul la nou-născut se poate manifesta sub formă de iritabilitate, tahicardie, oprirea dezvoltării, guşă, ochi bulbucaţi, icter şi număr scăzut de trombocite. De obicei apare la câteva zile după naştere dacă mama a primit medicamente antitiroidiene în timpul sarcinii, deoarece medicamentele antitiroidiene trec prin placentă şi tratează hipertiroidismul fetal. După naştere, durează câteva zile până când medicamentul dispare din organismul noului-născut şi atunci se manifestă hipertiroidismul.

Hipertiroidismul la nou-născut se rezolvă spontan în câteva luni, pe măsură ce imunoglobulinele de stimulare a tiroidei (TSI) produse de mamă dispar treptat. Cu toate acestea, poate fi necesar un tratament de scurtă durată cu medicamente antitiroidiene.

Diagnosticul

Diagnosticul hipertiroidismului Graves în timpul sarcinii este un pic complicat, deoarece multe dintre trăsăturile clinice ale sarcinii şi ale hipertiroidismului sunt asemănătoare, de exemplu nervozitatea, transpiraţia abundentă, palpitaţiile şi respiraţia sacadată. Unele caracteristici, cum ar fi guşa, scăderea în greutate şi orbitopatia Graves sunt utile în diagnosticarea bolii Graves. Oricum, sunt necesare teste de laborator pentru confirmarea diagnosticului.

Aceste teste de sânge pentru diagnostic sunt: T4 liber, T3 liber, TSH şi TSI. În hipertiroidismul Graves, TSH este sub limitele normale şi este adesea suprimat. T4 liber şi T3 liber sunt de obicei crescute, dar se pot afla şi în limite normale în cazurile uşoare. TSI este de obicei ridicat.

DR.SARFRAZ ZAIDI

Hipertiroidismul gestațional

Este important să se facă diferența între hipertiroidismul cauzat de boala Graves și afecțiunea *tranzitorie* din timpul sarcinii, cunoscută drept hipertiroidism gestațional, cauzat de obicei de hyperemesis gravidarum. Ce este hyperemesis gravidarum? Este, de fapt, o formă severă a grețurilor matinale. De obicei se termină la finele primului trimestru de sarcină și, odată cu ea, dispare și hipertiroidismul gestațional. Pe de altă parte, hipertiroidismul declanșat de boala Graves persistă pe tot parcursul sarcinii. Oricum, hyperemesis gravidarum și hipertiroidismul gestațional asociat pot persista și în al doilea trimestru de sarcină și, în unele cazuri, chiar în al treilea trimestru.

Se crede că hipertiroidismul gestațional este cauzat de un hormon din placentă, numit HCG (gonatropina corionică umană), care poate stimula ușor receptorii TSH din glanda tiroidă și pot dezvolta hipertiroidism. HCG este vinovat și pentru grețurile matinale.

Rareori, hipertiroidismul gestațional poate fi cauzat de sarcina molară, care este o afecțiune obstetricală, în care țesutul placentar crește în interiorul uterului. Este posibil să nu existe niciun făt.

Cum se face diferența între boala Graves și hipertiroidismul gestațional

Gușa, semnele de orbitopatie Graves și nivelul crescut al TSI ajută la diferențierea bolii Graves de hipertiroidismul gestațional.

Gestionarea bolii Graves în timpul sarcinii

Ar trebui să fiţi sub observaţia unui endocrinolog dacă aţi fost diagnosticată cu hipertiroidism în timpul sarcinii sau dacă aveţi un istoric de boală Graves sau de tiroidită Hashimoto, chiar dacă analizele de sânge pentru testarea funcţiei tiroidiene sunt în limite normale. De ce?

Deoarece, chiar dacă ţineţi hipertiroidismul sub control, nivelul anticorpilor tiroidieni poate fi în continuare mare şi poate duce la probleme de tiroidă ale fătului.

De obicei, un pacient din SUA cu boala Graves primeşte iod radioactiv, care ţine adesea sub control hipertiroidismul, dar nu şi procesul autoimun. Prin urmare, aceşti pacienţi continuă adesea să aibă un număr mare de anticorpi tiroidieni. Din păcate, atât pacientul, cât şi medicul au impresia greşită că boala Graves s-a vindecat. Când o astfel de pacientă rămâne însărcinată, deseori nu este trimisă către un endocrinolog şi nici nu îi sunt verificaţi anticorpii tiroidieni. Trist, dar adevărat.

Dacă luaţi iod radioactiv ca tratament pentru boala Graves, ar trebui să nu rămâneţi însărcinată cel puţin şase luni, pentru a preveni riscul fătului indus de radiaţii.

În timpul sarcinii, ar trebui să-i cereţi specialistului să vă îndrume către un endocrinolog, care ar trebui să vă verifice şi să vă monitorizeze anticorpii tiroidieni, mai ales în timpul celei de-a doua jumătăţi a perioadei de sarcină, când aceşti anticorpi pot trece prin placentă şi îi pot cauza fătului probleme tiroidiene.

Tratamentul specific în boala Graves

Dat fiind că trebuie să discutați cu medicul curant despre tratamentul specific pentru boala Graves și hipertiroidism, iată câteva sfaturi generale, cu care sunt de acord majoritatea endocrinologilor.

1. Tratamentul cu iod radioactiv nu trebuie să fie urmat **niciodată** în timpul sarcinii.

2. Medicamentele antitiroidiene constituie tratamentul principal specific pentru boala Graves în timpul sarcinii.

3. Operația la tiroidă este luată în considerare doar rareori, dacă există o preocupare sporită pentru toxicitatea medicamentelor antitiroidiene. În acest caz, îndepărtarea parțială a tiroidei, cunoscută ca tiroidectomie subtotală, se ia în considerare. Intervenția chirurgicală ar trebui programată în cel de-al *doilea* trimestru de sarcină, pentru a se evita riscul crescut de avort în urma anesteziei în primul trimestru și riscul de naștere prematură în cel de-al treilea trimestru.

4. În ce doze ar trebui prescrise medicamentele antitiroidiene? Scopul medicamentelor antitiroidiene este acela de a duce T4 liber și T3 liber către limita superioară a nivelului normal. Tratamentul excesiv cu medicamente antitiroidiene poate crește riscul de hipotiroidism fetal, deoarece medicamentele antitiroidiene trec prin placentă și scad producția de hormoni tiroidieni la făt.

5. Este importantă monitorizarea atentă a pacientei pentru T4 liber, T3 liber și TSH, timp de 1-2 luni. Anticorpii tiroidieni – TSI (imunoglobulinele de stimulare a tiroidei) sau TRAB (anticorpi antireceptori de tirotropină) ar trebui verificați la aproximativ 24 de săptămâni de sarcină și monitorizați în funcție de fiecare caz în parte.

6. Sarcina la o pacientă cu boala Graves ar trebui să fie privită ca una de mare risc și ar trebui implicat un specialist

neonatolog, dacă se descoperă un nivel ridicat de anticorpi tiroidieni.

Sunt sigure medicamentele antitiroidiene în timpul sarcinii?

Fiecare medicament poate avea efecte secundare. Din acest motiv, regula generală este de a **nu** se utiliza niciun medicament în timpul sarcinii, pe cât posibil. Oricum, dacă hipertiroidismul rămâne netratat, atât mama, cât şi fătul pot avea de suferit.

Medicamentele antitiroidiene utilizate în America de Nord sunt PTU (Propiltiouracil) şi MMI (Metimazol, disponibil şi sub denumirea de Tapazol).

În Europa şi alte regiuni ale lumii, este utilizat pe scară largă Carbimazolul. În organism, Carbimazolul se transformă în Metimazol.

Efectele secundare ale medicamentelor antitiroidiene asupra mamei

Medicamentele antitiroidiene există pe piaţă de foarte multă vreme. Propiltiouracilul şi Metimazolul au fost aprobate în 1947 şi, respectiv, în 1950 (1).

Ele sunt bine tolerate în general, dar, rareori, pot avea şi efecte adverse. Aceste efecte secundare pot fi *minore*, precum mâncărimile, iritarea pielii, durerile articulare şi deranjamentele stomacale.

Efectele secundare majore includ intoxicarea ficatului, vasculita (inflamarea vaselor de sânge) şi granulocitopenia (scăderea numărului de celule albe din sânge). Granulocitopenia este de obicei tranzitorie dar, în unele cazuri, poate evolua până la suprimarea măduvei osoase, numită agranulocitoză, care este o afecțiune medicală gravă și poate fi fatală.

Intoxicarea ficatului și vasculita sunt mai frecvente în asociere cu PTU (Propiltiouracil) decât cu Metimazol. Intoxicarea ficatului apare rar, la aproximativ 0,1% din cazuri. În 2009, FDA (Food and Drug Administration) a lansat o alertă cu privire la afectarea ficatului indusă de PTU. Sistemul de Raportare a Efectelor Adverse (AERS) a identificat 32 de cazuri de afecțiuni grave ale ficatului asociate cu utilizarea de PTU în ultimii 20 de ani. Dintre acestea, 22 au fost la adulți și 10 la copii. Dintre acești adulți, 12 au murit și 5 au primit transplant de ficat. Dintre copii, 1 a murit și 6 au primit transplant de ficat. De cealaltă parte, au fost idenditificate 5 cazuri de probleme hepatice grave asociate cu utilizarea de Metimazol. Toate cele 5 cazuri au fost la adulți și trei s-au soldat cu deces (1). Tratamentul cu PTU în timpul sarcinii a dus la două cazuri de afectare gravă a ficatului la mamă și două cazuri la fetușii ai căror mame luau PTU (2). Doza zilnică medie de PTU asociată cu insuficiența hepatică a fost de aproximativ 300 mg atât la copii, cât și la adulți. Insuficiența hepatică a apărut după 6 până la 450 de doze (în medie, 120 de doze) de tratament (2). Se estimează că, în fiecare an, unul sau doi indivizi cu boala Graves din Statele Unite mor sau au nevoie de transplant de ficat după tratamentul cu PTU (2). Riscul insuficienței hepatice severe relaționată cu PTU pare să fie mai mare la copii decât la adulți (2). În concluzie, PTU ar trebui folosit numai atunci când persoana nu poate lua Metimazol. Acest lucru se aplică în special la copii.

Simptomele insuficienţei hepatice includ oboseala, slăbiciunea, durerea abdominală vagă, pierderea poftei de mâncare, mâncărimile, învineţirea sau îngălbenirea uşoară a ochilor sau a pielii. Dacă aveţi aceste simptome, cel mai bine este să opriţi tratamentul cu medicamentul antitiroidian, să vă anunţaţi medicul şi să faceţi imediat teste de verificare a funcţiei hepatice.

Agranulocitoza apare foarte rar, la circa 0,02% din cazuri, ceea ce înseamnă 2 pacienţi din 10.000. Dacă se opreşte administrarea medicamentului, recuperarea completă poate sau nu să aibă loc. De obicei se dezvoltă la începutul tratamentului, în primele două luni, dar poate apărea şi mai târziu.

Granulocitopenia şi agranulocitoza predispun individul la infecţii care pun grav viaţa în pericol şi care pot fi fatale. Prin urmare, aceste medicamente ar trebui să fie prescrise numai de către endocrinologi cu experienţă în utilizarea lor. Dacă faceţi febră sau vi se inflamează gâtul, cel mai bine este să opriţi administrarea medicamentului, să discutaţi cu medicul şi să vă testaţi numărul de celule albe din sânge.

Dacă suspectaţi că medicamentul antitiroidian are efecte adverse, luaţi imediat legătura cu medicul. Cel mai bine este să întrerupeţi tratamentul şi să faceţi analize de sânge corespunzătoare, cum ar fi numărul celulelor albe şi testarea funcţiei hepatice. Dacă aceste teste ies normal, aţi putea reveni la medicaţia antitiroidiană, după ce aţi discutat în prealabil cu medicul curant.

Efectele secundare ale medicamentelor antitiroidiene asupra fătului

1. Hipotiroidism fetal

Medicamentele antitiroidiene trec prin placentă şi, prin urmare, afectează glanda tiroidă a fătului. Poate apărea o scădere cu 36% a T4 liber la nou-născuţii ai căror mame au boala Graves şi au un nivel scăzut de T4 liber, care se încadrează în primele două treimi ale intervalului normal, iar în timpul sarcinii au luat medicamente antitiroidiene (3). Drept urmare, este o practică endocrinologică frecventă aceea de a *preveni* tratarea excesivă a hipertiroidismului în timpul sarcinii. Majoritatea endocrinologilor încearcă pur şi simplu să aducă T4 liber către nivelul normal superior.

2. Defecte din naştere

Metimazolul poate duce la riscul apariţiei a trei defecte la naştere: Cutis aplazia, atrezia coanală şi atrezia esofagiană. Cutis aplazia este un defect al pielii, care afectează de obicei scalpul. Atrezia coanală implică un blocaj în spatele canalelor nazale. Atrezia esofagiană este un defect al părţii distale a esofagului, care se termină într-un buzunăraş, în loc să se conecteze la stomac.

Drept urmare, în general, endocrinologii prescriu PTU pentru a trata boala Graves în perioada sarcinii, în special în timpul *primului* trimestru, când are loc formarea organelor (organogeneza) şi, în consecinţă, riscul defectelor congenitale este mare. După primul trimestru, FDA recomandă trecerea de la PTU la Metimazol (1), având în vedere riscul relativ mare de insuficienţă hepatică asociată cu PTU spre deosebire de Metimazol.

Betablocantele

Medicamentele betablocante precum Propranololul sau Atenololul sunt utilizate frecvent la pacienţii cu hipertiroidism în vederea scăderii pulsului şi a diminuării tremurului. În timpul sarcinii, betablocantele ar trebui utilizate cu precauţie şi numai pentru o scurtă perioadă de timp. Pe lângă riscul potenţial faţă de mamă, cum ar fi exacerbarea astmului, bradicardia (pulsul slab) şi tensiunea arterială scăzută, betablocantele pot trece prin placentă şi pot cauza bradicardie fetală, răspuns scăzut la anoxie (lipsa de oxigen) şi un nivel scăzut de glucoză în sângele nou-născutului.

Ce ar trebui să fac?

Evident, sunt multe de luat în considerare înainte de a vă hotărî asupra unui medicament antitiroidian anume. Documentaţi-vă cu privire la acest subiect important şi găsiţi un endocrinolog experimentat care să poată să vă adapteze tratamentul individual la propriile necesităţi şi preferinţe.

Strategia mea de tratament pentru boala Graves în timpul sarcinii

Eu personal tratez boala Graves la pacientele însărcinate cam în acelaşi fel ca şi la ceilalţi pacienţi cu boala Graves, cu anumite diferenţe specificate deja în acest capitol. După cum am discutat deja, strategia mea de tratament constă în:

• Gestionarea stresului fără medicamente

• Dietă specială pentru boala Graves

• Suplimente cu vitamina D

• Suplimente cu vitamina B12

• Utilizarea judicioasă a medicamentelor antitiroidiene

Puteți reciti Capitolul 9 pentru descrierea detaliată a strategiei mele pentru tratarea bolii Graves.

Permiteți-mi să accentuez două lucruri:

1. Gestionarea stresului este chiar mai importantă în timpul sarcinii.

Vestea că aveți boala Graves este ea însăși înspăimântătoare, deoarece de-acum va trebui să vă faceți griji și pentru bebeluș.

2. Suplimentarea vitaminei D devine și mai importantă. De ce? Pentru că fătul nu-și poate sintetiza singur vitamina D și este complet dependent de voi în acest sens. Prin urmare, monitorizez cu atenție nivelul de 25 (OH) vitamina D la pacientele mele cu boala Graves în timpul sarcinii, urmând aceleași principii despre care am discutat anterior în această carte. Vedeți Capitolul 12, „Suplimentarea vitaminei D" pentru mai multe informații. Pentru o discuție detaliată, argumentată, cu privire la vitamina D, puteți citi și cartea mea „Puterea Vitaminei D".

Referințe

1.http://www.fda.gov/Drugs/DrugSafety/PostmarketDrugSafetyInformationforPatientsandProviders/DrugSafetyInformationforHeathcareProfessionals/ucm162701.htm

2.http://jcem.endojournals.org/content/94/6/1881.full#ref-7

3. Azizi F, Amouzegar A. Management of hyperthyroidism during pregnancy and lactation. *Eur J Endocrinol.* 2011 Jun; 164(6):871-6.

Capitolul 17

Studii de caz

Primul studiu de caz

O femeie de 35 de ani, caucaziană, a mers mai întâi la ginecolog fiindcă prezenta simptome precum transpirație excesivă, intoleranță la căldură, insomnie, tulburări emoționale, libidou scăzut, tremurături și palpitații.

Credea că ar putea intra la menopauză. Ginecologul i-a făcut un set de teste, inclusiv cel al funcției tiroidiene, care s-a dovedit a funcționa anormal.

Ginecologul ei a sfătuit-o corect să meargă la un endocrinolog. Este motivul pentru care s-a hotărât să vină la mine. Am descoperit că avea o gușă mică și o exoftalmie bilaterală ușoară. I-am recomandat analize de sânge pentru verificarea funcției tiroidiene, după cum urmează:

	Rezultatele de laborator ale pacientului	Limite normale
TSH	< 0,05	0,4-4,50 mU.I./L
T4 liber	2,23	0,8-1,8

		ng/dL
T3 liber	6,84	2,3-4,2 pg/ml
Anticorpi antitiroglobulină	250	< 20 U.I./ml
Anticorpi antitiroidperoxidază (TPO)	4.091	<35 U.I./ml

După cum se poate vedea, TSH-ul era suprimat, la fel ca și T4 liber, în timp ce nivelurile de T3 liber erau crescute. Aceste analize au confirmat că avea hipertiroidism. Dacă ne uităm la nivelul anticorpilor tiroidieni, vedem că ambele erau crescute, ceea ce confirmă că motivul hipertiroidismului ei era disfuncția autoimună. Prin urmare, am diagnosticat-o cu hipertiroidism cauzat de boala Graves.

Am consiliat-o cu privire la opțiunile de tratament pentru boala Graves. Ea a optat pentru strategia mea terapeutică. Trecea printr-o perioadă foarte agitată. În plus, avea multe experiențe stresante induse de scena politică. Totul se petrecea în anul 2004, iar pacienta mea era simpatizantă a Partidului Democrat și milita activ împotriva războiului din Irak.

Am conceput un program extins de gestionare a stresului. I-am recomandat să urmeze dieta concepută de mine, dar și suplimente cu vitamina D și Tapazol (Metimazol) 5 mg, de trei ori pe zi. În câteva zile, i-au apărut mâncărimi pe toată pielea, fără iritații. Am trecut-o de pe Tapazol la PTU 50 mg de trei ori pe zi, pe care l-a tolerat bine și nu a resimțit niciun efect advers. După o lună, se simțea mai bine.

După două luni, T4 liber şi T3 liber erau normale, dar TSH era încă foarte scăzut. Şase luni mai târziu, şi TSH s-a normalizat. Vă rog să observaţi că decalajul TSH-ului este în spatele normalizării T3 liber şi T4 liber. *Odată ce TSH este suprimat, trec mai multe luni cu T3 liber şi T4 liber normale înainte ca TSH să crească din nou la limitele normale.* Odată ce TSH-ul ei s-a normalizat, i-am scăzut doza de PTU la 50 mg de două ori pe zi. După cincisprezece luni, i-am scăzut doza de PTU la 50 mg o dată pe zi. După douăzeci şi şase de luni, am oprit de tot administrarea de PTU. Am mai descoperit şi că nivelul de vitamină B12 din sângele ei era în limita inferioară normală. I-am prescris tablete de vitamina B12 cu absorbţie sublinguală.

În această perioadă de douăzeci şi şase de luni, am continuat să-i monitorizez funcţia hepatică şi numărul celulelor albe din sânge la fiecare 2-3 luni şi aceste analize au rămas normale. S-a simţit bine în continuare. Toate simptomele au dispărut şi exoftalmia nu i s-a agravat.

Am continuat să-i monitorizez îndeaproape funcţia tiroidiană la fiecare 2-3 luni. La douăsprezece luni după oprirea administrării de PTU, TSH a scăzut până la 0,03 mU.I./L, T3 liber a urcat uşor la 478 pg/ml, deşi T4 liber era normal la 1,6 ng/dL. Am diagnosticat-o cu recurenţă la hipertiroidism cauzat de boala Graves şi am trecut-o pe PTU 50 mg, de două ori pe zi.

Vă rog să remarcaţi că, în hipertiroidismul cauzat de boala Graves, la început numai T3 liber a fost cel care a crescut; T4 liber creşte mai târziu. TSH scade din cauza creşterii T3 liber şi/sau T4 liber.

Două luni mai târziu, T3 liber era normal, dar TSH era încă scăzut. După cinci luni, TSH s-a normalizat. Douăsprezece luni mai târziu, i-am oprit administrarea de PTU şi am crescut doza de vitamina D la 2.000 U.I. pe zi, de la 1.000 U.I. pe zi.

La trei luni după oprirea PTU, TSH era normal, de 1,66 mU.I./L. După patru luni însă, a scăzut la 0,03, deşi T3 liber şi T4 liber erau în limite normale. Nivelul de 25 (OH) vitamina D era de 65 ng/ml (limite normale 30-100 ng/ml). Mi-a spus că îşi schimbase recent serviciul şi era foarte stresată. Am decis să **nu** reîncep administrarea de PTU. În schimb, am conceput un program extins de gestionare a stresului şi am mărit doza de vitamina D la 4.000 U.I. pe zi, de la 2.000 U.I. pe zi.

Am revăzut-o după două luni, când TSH ajunsese la nivelul normal, respectiv 1,65 mU.I./L. De atunci, i-am crescut doza de vitamina D la 6.000 U.I. pe zi. În plus, respectă cu stricteţe recomandările din cartea „Vindecă stresul acum", al cărei autor sunt.

Au trecut mai bine de patru ani de la oprirea administrării de PTU. Pacienta se simte bine în continuare. T4 liber, T3 liber şi TSH au rămas normale, iar nivelul vitaminei D rămâne la limita normală superioară, cu doza de 6.000 U.I. pe zi.

Ce avem de învăţat:

• Simptomele hipertiroidismului pot mima menopauza.

• Stresul precipită hipertiroidismul.

• Dacă apar reacţii ale pielii cauzate de Tapazol, treceţi pe PTU.

• Odată ce TSH este suprimat, trec mai multe luni cu T3 liber şi T4 liber normale înainte ca TSH să crească din nou în limitele normale.

• Strategia mea de tratament nu doar controlează eficient hipertiroidismul, ci şi previne evoluţia bolii oculare Graves.

Al doilea studiu de caz

O femeie în vârstă de 58 de ani, caucaziană, a fost trimisă la mine de către gastroenterologul ei, în condiţiile în care i se depistase un nivel foarte scăzut al TSH-ului în timpul tratamentului unei diarei cronice care dura de 2 ani. Pacienta avea şi simptome de intoleranţă la căldură, pierdere în greutate şi urinare excesivă. La control, am descoperit că avea o guşă mică. I-am recomandat testarea funcţiei tiroidiene, ale cărei rezultate au demonstrat că TSH-ul era suprimat, dar T3 liber şi T4 liber erau în limite normale.

Uneori, o persoană poate avea nivel scăzut de TSH, dar niveluri normale de T3 liber şi T4 liber. În endocrinologia tradiţională, numim acest fenomen hipertiroidism subclinic, ceea ce, în opinia mea, este un termen care induce în eroare, dat fiind că implică faptul că este prezent hipertiroidismul, fără să se manifeste şi simptomele clinice ale acestuia. De fapt, cei mai mulţi dintre aceşti pacienţi au simptome clinice de hipertiroidism. Prin urmare, prefer să spun că ei suferă de hipertiroidism uşor, în loc de hipertiroidism subclinic.

Am diagnosticat-o cu hipertiroidism uşor cauzat de boala Graves şi am aplicat strategia de terapie concepută de mine. Pe lângă dietă, i-am prescris Tapazol 5 mg pe zi, suplimente cu vitamina D şi un program de gestionare a stresului.

Două luni mai târziu, nu mai avea diaree, iar TSH era normal şi a rămas normal până la finalul parcursului clinic. Nouă luni mai târziu, i-am scăzut doza de Tapazol la 2,5 mg pe zi. După 16 luni, i-am scăzut mai mult doza, la 2,5 mg o zi da, o zi nu.

La 21 de luni, am oprit administrarea de Tapazol, dar am continuat să-i monitorizez funcţia tiroidiană.

După cinci ani, a continuat să aibă o funcţie tiroidiană normală, fără niciun medicament antitiroidian.

Ce avem de învăţat

Am selectat acest studiu de caz pentru a evidenţia cum se poate ascunde hipertiroidismul în spatele unei afecţiuni gastrointestinale. Mulţi specialişti cu o abordare rigidă rămân concentraţi pe un tratament pentru diagnosticul gastrointestinal, fără să găsească încă un răspuns. Pacientul poate suferi ani de zile până când un specialist cu o abordare mai deschisă recomandă testul pentru TSH.

Al treilea studiu de caz

O femeie de 53 de ani, caucaziană, a fost trimisă la mine de către medicul ei de familie, pentru o disfuncţie a tiroidei, după cum urmează:

	Rezultatele de laborator ale pacientului	Limite normale
TSH	< 0,01	0,4-4,50 mU.I./L
T4 liber	6,1	0,8-1,8 ng/dL
T3 liber	18,51	2,3-4,2 pg/ml
Anticorpi antitiroglobulină	< 20	< 20 U.I./ml
Anticorpi antitiroidperoxidază (TPO)	15	<35 U.I./ml

HIPERTIROIDISMUL şi MALADIA GRAVES

TSH era suprimat, T4 liber şi T3 liber subliniate ca fiind crescute, dar anticorpii ei antitiroglobulină şi antitiroidperoxidază NU erau crescuţi.

De aproximativ 2-3 luni, începuse să aibă simptome precum oboseală, hiperhidroză, palpitaţii, tremurături şi pierdere în greutate.

De circa 4 luni, avea o stare severă de anxietate, de când îi murise tatăl şi urma o terapie cu medicamente împotriva anxietăţii. La examenul clinic, avea guşa mică, exoftalmie bilaterală uşoară şi un uşor tremur la nivelul mâinilor. Avea trăsăturile clinice ale hipertiroidismului, iar testul funcţiei tiroidiene a confirmat acest lucru. Avea ea însă boala Graves în condiţiile în care anticorpii antitiroglobulină şi antitiroidperoxidază nu aveau un nivel ridicat? Aşa am crezut.

Pentru a-mi confirma impresia clinică, am recomandat iod radioactiv şi scanarea tiroidei, care au arătat că absorbţia de iod radioactiv în glanda tiroidă a fost *deosebit de* crescută – 70% în 6 ore şi 88% în 24 de ore. Mai mult, absorbţia a fost difuză, fără noduli calzi sau reci. Aceste descoperiri mi-au confirmat impresia clinică potrivit căreia ea avea hipertiroidism cauzat de boala Graves.

Am început cu Tapazol 5 mg, de trei ori pe zi. I-am adăugat şi Atenolol 25 mg, de trei ori pe zi, pentru a ţine sub control palpitaţiile şi tremurul. Nivelul ei de 25 (OH) vitamina D era foarte scăzut, la 12 ng/ml. Aşa că am început administrarea de vitamina D 5.000 U.I., de două ori pe zi. În plus, am conceput şi un program extins de gestionare a stresului.

După o lună, se simţea foarte bine. Toate simptomele hipertiroidismului dispăruseră. T3 liber şi T4 liber au scăzut la limite normale, iar TSH era în continuare suprimat. Am scăzut doza de Tapazol la 5 mg de două ori pe zi şi de Atenolol la 25 mg de două ori pe zi.

Nouă luni mai târziu, am scăzut doza de Tapazol la 5 mg dimineața și 2,5 mg seara. După treisprezece luni, am scăzut doza de Tapazol la 5 mg pe zi.

Douăzeci și patru de luni mai târziu, avea o creștere ușoară a T3 liber și T4 liber, dat fiind că se simțea destul de stresată. I-am crescut doza de Tapazol la 5 mg dimineața și 2,5 mg seara.

După douăzeci și cinci de luni, T3 liber și T4 liber reveniseră la normal și se simțea minunat.

Douăzeci și nouă de luni mai târziu, adică la momentul în care scriu această carte, ea continuă să se simtă bine, luând Tapazol 5 mg pe zi.

Ce avem de învățat

• Medicamentele împotriva anxietății pot ajuta la controlul simptomelor bolii, dar nu țin cont de cauza care stă la baza anxietății: frica. Prin urmare, este o abordare foarte superficială și nu previne dereglările autoimune.

• Unii pacienți cu boala Graves nu au niveluri crescute de anticorpi antitiroglobulină și antitiroidperoxidază. În astfel de cazuri, următorul pas de făcut este administrarea de iod radioactiv și scanarea tiroidei sau testul de sânge pentru imunoglobulinele de stimulare a tiroidei (TSI).

• Răspunsul la tratament variază de la pacient la pacient. Unii au nevoie de un medicament antitiroidian pentru o scurtă perioadă, în vreme ce alții au nevoie de el pe o perioadă mai lungă. De ce? Pentru că fiecare dintre noi este unic din punct de vedere genetic, biochimic, al obiceiurilor alimentare și al contextului psihosocial.

Al patrulea studiu de caz

Un bărbat de 59 de ani, caucazian, a început să aibă palpitaţii, stări de agitaţie, tremurături, nervozitate, deranjamente abdominale frecvente şi pierdere în greutate, de peste şase luni. Era extrem de stresat din cauza responsabilităţilor profesionale. Începuse să vadă dublu când se uita în jos, motiv pentru care a mers la un consult oftalmologic şi neurologic la spitalul universitar al unei instituţii medicale de prestigiu. A fost supus unor analize minuţioase, inclusiv RMN la creier, ecocardiogramă la inimă şi test Doppler al arterelor de la nivelul gâtului, toate dovedindu-se a fi în parametri normali. Se pare că testarea funcţiei tiroidiene **nu** fusese efectuată. Vederea lui dublă s-a vindecat spontan.

Mai târziu, a mers la un internist, care i-a recomandat TSH, care era foarte scăzut, la un nivel de 0,01. Se pare că pacientului **nu** i s-a spus că avea hipertiroidism.

După optsprezece luni, TSH a scăzut şi mai mult, la sub <0,01, dar tot **nu** i s-a spus că avea hipertiroidism. Au mai trecut alte cincisprezece luni în care el a continuat să sufere de palpitaţii, agitaţie, tremur, nervozitate şi deranjamente abdominale frecvente. În sfârşit, a mai făcut un test de sânge care a arătat că avea TSH suprimat. T3 liber, T4 liber, anticorpii antitiroglobulină şi antitiroidperoxidază aveau toţi valori crescute.

În acel context, a mers la un endocrinolog, care i-a recomandat iod radioactiv şi scanarea tiroidei, care au arătat că absorbţia la 6 ore era crescută la 31,9% şi la 24 de ore era crescută la 42%.

Endocrinologul i-a recomandat ablaţia cu iod radioactiv pentru boala Graves. Oricum, nu era convins că era strategia potrivită. Cu ajutorul soţiei şi al internetului, m-a găsit pe mine.

DR.SARFRAZ ZAIDI

Când l-am văzut, încă avea palpitații, agitație, nervozitate, tremur ușor, intoleranță la căldură și deranjamente abdominale frecvente. Mi-a spus că avusese și astm în copilărie. La examenul clinic, i-am găsit gușă. I-am recomandat strategia mea de tratare a bolii Graves. Ca medicație antitiroidiană, am ales Tapazol 10 mg, de două ori pe zi. Lua deja betablocante, Toprol 100 mg pe zi, cu care am continuat.

Două luni mai târziu, toate simptomele care îl bântuiseră vreme de trei ani s-au rezolvat. T3 liber și T4 liber au scăzut la limite normale.

Șase luni mai târziu, și TSH s-a normalizat. În acest punct, i-am scăzut doza de Tapazol la 10 mg dimineața și 5 mg seara. După opt luni, TSH era crescut la 19,9, dar T3 liber și T4 liber erau normale și el se simțea bine. I-am scăzut din nou doza de Tapazol la 2,5 mg de două ori pe zi.

După zece luni, TSH, T3 liber și T4 liber erau toate normale. Cincisprezece luni mai târziu, TSH crescuse la 4,2, așa că i-am scăzut doza de Tapazol la 2,5 mg pe zi și am continuat astfel încă douăzeci și patru de luni, timp în care el a continuat să aibă niveluri normale de TSH, T3 liber și T4 liber. După treizeci și nouă de luni de la inițierea tratamentului, am oprit administrarea de Tapazol.

Funcția tiroidiană a rămas normală în următorii 6 ani. Apoi, TSH a crescut puțin la 6,98 și se simțea și obosit. T4 liber și T3 liber erau în limite normale. Internistul i-a dat explicația pe care o învățase de la specialiști: „Oh! Glanda dvs. tiroidă este acum «epuizată», ceea ce înseamnă că va trebui să luați hormoni tiroidieni toată viața".

I-am prescris un test complet al anticorpilor tiroidieni pentru a-mi da seama dacă hipotiroidia lui era cauzată de un proces distructiv în glanda tiroidă, numit tiroidită Hashimoto, sau de anticorpi care interferau cu acțiunea TSH.

Anticorpii antitiroglobulină şi antitiroidperoxidază erau normali, indicând că nu avea tiroidită Hashimoto. TBII (imunoglobulina care inhibă hormonii tiroidieni) era uşor ridicată, la 22% (normal este sub 16%) şi TSI (imunoglobinele de stimulare a tiroidei) erau negative, ceea ce însemna că hipotiroidia lui era cauzată de anticorpii care blocau TSH de la acţiunea asupra receptorilor la celulele tiroidiene. Era o veste bună, care ne permitea să facem un prognostic pe termen lung. Hipotiroidismul lui era probabil uşor şi tranzitoriu.

Este interesant de observat că acest pacient a refuzat creşterea aportului de vitamina D la mai mult de 4.000 U.I. pe zi. Nivelul lui de 25 (OH) vitamina D a rămas la stadiul de 40-60 ng/ml, deşi mi-ar fi plăcut să fie cuprins în intervalul 80-100 ng/ml. A continuat să lucreze în acelaşi domeniu stresant şi nu a acceptat în totalitate abordarea mea de gestionare a stresului.

Ce avem de învăţat

• Diagnosticul de hipertiroidism şi boala Graves poate fi trecut cu vederea chiar şi de către cei mai buni specialişti.

• Orbitopatia Graves care cauzează vederea dublă poate fi tranzitorie şi diagnosticul va fi trecut cu vederea dacă nu se fac teste ale funcţiei tiroidiene.

• Solicitaţi întotdeauna un test de sânge pentru TSH dacă nu este evidentă cauza simptomelor pe care le aveţi.

• Solicitaţi întotdeauna copii ale analizelor. Cereţi-i specialistului să vă explice de ce TSH este anormal. Dacă nu sunteţi mulţumiţi de explicaţia primită, mergeţi la un endocrinolog.

• Puteţi dezvolta hipotiroidism chiar şi atunci când boala Graves este în remisie de ani buni.

• Cereți-i specialistului să vă evalueze corespunzător cauza hipotiroidismului, în loc să presupună pur și simplu că este vorba despre o tiroidă „epuizată". Ar trebui să solicitați următoarele analize: anticorpi antitiroglobulină, anticorpi antitiroidperoxidază, TBII (imunoglobine inhibitoare ale hormonilor tiroidieni) și TSI (imunoglobine de stimulare a tiroidei).

• Nivelul crescut al anticorpilor antitiroglobulină și antitiroidperoxidază indică faptul că în glanda tiroidă are loc un proces distructiv, tiroidită Hashimoto, și că prezentați riscul de a vă pierde treptat glanda tiroidă, așa-numitul fenomen de tiroidă epuizată, dacă nu aveți o abordare proactivă precum cea discutată în această carte cu scopul de a vă calma sistemul imunitar.

• Nivelul crescut al TBII și rezultatul negativ al TSI înseamnă că boala Graves este în remisie, dar că ați dezvoltat anticorpi care *blochează* acțiunea TSH asupra celulelor tiroidiene. Puteți scăpa de acești anticorpi și să vă vindecați de hipotiroidie adoptând strategia mea terapeutică de tratare a disfuncției autoimune discutate în această carte.

• Nivelul crescut de TBII și TSI pozitiv înseamnă că boala Graves este încă activă.

Al cincilea studiu de caz

O femeie de 67 de ani, caucaziană, a început să piardă excesiv în greutate, fără a face vreo schimbare în obiceiurile alimentare. S-a îngrijorat și a mers la medicul de familie, care i-a făcut un test al funcției tiroidiene, în urma căruia a fost diagnosticată cu hipertiroidism.

Pacienta a fost trimisă la un endocrinolog, care a diagnosticat-o cu boala Graves. La un moment dat, medicul ei de familie recomandase și el un test cu ultrasunete pentru tiroidă, la care a apărut un nodul de 1,4 cm pe lobul drept.

Atunci, medicul i-a recomandat un test de absorbţie cu iod radioactiv şi scanare, care au arătat că absorbţia la 6 ore, precum şi cea la 24 de ore erau deosebit de crescute, confirmând din nou că avea boala Graves, deşi radiologul foarte zelos a interpretat rezultatul ca „guşă toxică multinodulară" şi i-a recomandat terapie cu iod radioactiv. Nodulul a fost observat şi la scanare ca fiind activ.

Este interesant de remarcat că, înainte cu o lună, endocrinologul stabilise deja, prin teste de sânge, că ea suferea de boala Graves. Cu toate acestea, medicul de familie hotărâse ca ea să facă test de tiroidă cu ultrasunete şi scanare, niciunul dintre aceste teste neaducând nimic nou la diagnosticul iniţial. Până la urmă, diagnosticul pus de radiolog de „guşă toxică multinodulară" era incorect.

Endocrinologul a trecut-o pe Tapazol 10 mg de două ori pe zi. După trei săptămâni, pacienta a început să aibă dureri de cap severe, migrene, pentru care a luat un medicament, Imitrex, care nu a ajutat-o prea mult. În trecut, Imitrex o ajutase să scape eficient de durerile de cap. Aşa că pacienta a oprit de la sine putere administrarea de Tapazol şi migrenele au încetat. Apoi, a reînceput să ia Tapazol 10 mg pe zi, dar curând durerile de cap au reapărut cu intensitate mare şi au durat o săptămână. A oprit administrarea de Tapazol şi migrenele au dispărut. A fost nemulţumită de endocrinolog şi de medicul de familie, motiv pentru care a schimbat medicul de familie şi s-a hotărât să meargă la o altă consultaţie endocrinologică.

Aşa a ajuns la mine. La vremea aceea, nu mai lua Tapazol de patru săptămâni.

Prezenta simptome de oboseală, transpiraţie excesivă şi tremurături. Era foarte nervoasă, confuză şi receptivă. Rezultatele testelor funcţiei tiroide au fost după cum urmează:

	Rezultatele de laborator ale pacientului	Limite normale
TSH	< 0,01	0,4-4,50 mU.I./L
T4 liber	2,7	0,8-1,8 ng/dL
T3 liber	8,26	2,3-4,2 pg/ml
Anticorpi anti-tiroglobulină	2,266	< 20 U.I./ml
TSI (Imunoglobuline stimulatoare de tiroidă)	219	<125% bază

Nivelul de 25 (OH) vitamina D era de 34 ng/ml, în timp ce ea lua vitamina D3 2.000 U.I. pe zi.

Pacienta se simțea extrem de stresată din cauza unor probleme fizice și psihice. Avea un istoric îndelungat de migrene, dureri care erau ținute sub control cu Imitrex. Suferea și de insomnie cronică și lua somnifere. Cu patru ani înainte, fusese diagnosticată cu cancer de stomac și i-a fost îndepărtată o parte a stomacului. Avea dureri severe de mijloc de ani de zile și lua medicamente împotriva durerii. Mai lua și o mulțime de suplimente de la naturopatul ei. În urmă cu trei ani, fusese diagnosticată și cu osteoporoză. În plus, era o activistă veche, ce milita împotriva unor chestiuni de ordin politic și social, fapt ce contribuia substanțial la doza de stres din viața ei.

Am discutat cu ea despre strategia mea terapeutică. I-am conceput un program extins de gestionare a stresului, i-am crescut doza de vitamina D la 4.000 U.I. pe zi, am discutat despre dieta mea cu conținut scăzut de carbohidrați și am început tratamentul cu PTU 100 mg, de trei ori pe zi. A fost reticentă față de PTU, dat fiind că era la curent cu toată publicitatea negativă care i se făcuse și citise pe internet despre efectele adverse ale PTU. Nu voia nici terapie cu iod radioactiv, nici intervenție chirurgicală. La argumentele mele, s-a hotărât să încerce PTU.

După două săptămâni, a avut un episod de migrenă, dar mai puțin severă decât atunci când lua Tapazol, și care a răspuns bine la Imitrex. S-a speriat și a oprit administrarea de PTU. I-am spus să reia tratamentul cu o doză mai mică, de 50 mg de trei ori pe zi, pe care a tolerat-o bine, fără ca migrena să reapară. A început să aibă și dureri oculare și vedere dublă. A fost la oftalmolog, care a diagnosticat-o cu orbitopatie Graves și i-a prescris Prednison pe cale orală 40 mg pe zi, introdus treptat, cu câte 10 mg săptămânal. Când am văzut-o, avea exoftalmie bilaterală (ochiul drept în stare mai proastă decât stângul), inflamație aferentă conjunctivitei și ochi înlăcrimați. Am fost de acord cu diagnosticul și tratamentul pentru orbitopatia Graves.

După șase săptămâni, T4 liber și T3 liber au scăzut la limitele superioare normale și TSH încă era mai mic de 0,02. Doza de Prednison era scăzută la 10 mg pe zi, iar durerea de ochi, care inițial dispăruse, a reapărut. I-am mărit doza de Prednison înapoi la 20 mg pe zi și am scăzut-o mai lent, cu câte 5 mg la fiecare 2 săptămâni. I-am crescut și doza de vitamină D3 la 6.000 U.I. pe zi. La fiecare control, am continuat și programul extins de gestionare a stresului. Îmi citea cartea „Stresul se vindecă acum" și a început să înțeleagă cauza de bază a stresului și cum poate cineva să se elibereze de el fără medicamente.

La opt săptămâni după aceea, T3 liber și T4 liber scăzuseră în continuare, iar TSH era 0,12. I-am scăzut doza de PTU la 50 mg de două ori pe zi. Durerea și inflamația s-au ameliorat. I-am crescut doza de vitamina D3 la 8.000 U.I. pe zi și am continuat scăderea dozei de Prednison.

Pe parcursul următoarelor săptămâni, durerea ochilor și inflamația au continuat să se amelioreze. Apoi, a mers la un specialist în orbitopatia Graves la un spital universitar prestigios, care a fost de acord cu tratamentul.

După patru luni, TSH era 0,64, cu T4 liber și T3 liber în limitele inferioare normale. Am scăzut pe mai departe doza de PTU la 50 mg pe zi și am crescut doza de vitamină D3 la 10.000 U.I. pe zi. Până în acel moment, lua Prednison 5 mg pe zi, doză pe care am redus-o la 2,5 mg pe zi, alternând-o cu 5 mg pe zi, timp de două săptămâni, apoi am scăzut-o la 2,5 mg pe zi.

La cinci luni după aceea, se simțea mult mai bine, cu excepția ochilor care lăcrimau. Luase în greutate. TSH era 1,3, T3 liber și T4 liber erau în limitele inferioare normale și lua PTU 50 mg pe zi. Nivelul de 25 (OH) vitamina D era 69 ng/ml, în condițiile în care lua vitamina D3 în doză de 10.000 U.I. pe zi. I-am crescut doza de vitamina D3 la 12.000 U.I. pe zi și am scăzut-o pe cea de Prednison la 2,5 mg pe zi.

După șapte luni, am solicitat repetarea testului cu ultrasunete pentru tiroidă, care a arătat din nou un nodul de 1,4 cm pe lobul drept al tiroidei. Atunci am recomandat o biopsie ecografică prin aspirație cu ac a nodulului, care s-a dovedit a fi benign. În mod interesant, testul de verificare a funcției tiroidiene făcut după două săptămâni de la biopsie a arătat că aceasta s-a înrăutățit: TSH a scăzut la mai puțin de 0,01, T3 liber crescuse la 4,9 și T4 liber crescuse, dar rămăsese în limite normale. Probabil, stresul sub forma grijilor referitoare la biopsie şi trauma psihică dată de biopsia în sine au contribuit la înrăutăţirea disfuncţiei autoimune. Am urmat programul extins de gestionare a stresului şi i-am crescut doza de PTU la 50 mg de trei ori pe zi. Într-o lună, T3 liber a scăzut din nou la limite normale.

După nouă luni, a renunţat complet la Prednison. Prin urmare, i-am scăzut doza de vitamină D3 la 8.000 U.I. pe zi. Se simţea bine, cu excepţia faptului că avea încă ochii bulbucaţi pronunţat (exoftalmici), că ochiul drept lăcrima excesiv şi avea vedere dublă. Am programat-o pentru operaţia de decompresie pentru ochiul drept, de care s-a ocupat cu succes oftalmologul ei specializat în boala Graves.

După 14 săptămâni, lăcrimarea şi vederea dublă s-au ameliorat. Am continuat cu doza de PTU 50 mg de trei ori pe zi pe parcursul următoarelor 14 luni, timp în care T3 liber, T4 liber şi TSH au rămas în limite normale.

După douăzeci şi cinci de luni, mai avea vedere dublă din când în când, numai la lumină fluorescentă şi în timp ce se uita la televizor sau privea un spectacol pe scenă. A mers la oftalmolog, care i-a efectuat o intervenţie de chirurgie estetică la pleoapa dreaptă pentru a-i ameliora exoftlamia, cu rezultate bune.

După douăzeci şi opt de luni, i-am testat TSI (imunoglobulinele de stimulare a tiroidei) care s-au dovedit a fi negative, ceea ce însemna că boala Graves intrase în remisie. Prin urmare, am oprit administrarea de PTU. După patru luni, în momentul în care scriu aceste rânduri, ea continuă să se simtă bine, cu TSH, T3 liber şi T4 liber normale. Pe parcursul acestei perioade de tratament, aportul de vitamina D a variat între 6.000 U.I. şi 12.000 U.I. pe zi, în cea mai mare parte fiind de 8.000 U.I. pe zi. Pacienta cântăreşte acum aproximativ 55-60 kg. Cu această doză de vitamina D, nivelul de 25 (OH) vitamina D a rămas între 60-

90 ng/ml. Pacientei îi fusese înlăturată o mare parte a stomacului după diagnosticul de cancer la stomac. Persoanele care au suferit intervenții chirurgicale la stomac au nevoie de doze mai mari de vitamina D sub formă de suplimente.

Am menținut și administrarea de vitamină B12 sub formă de tablete sublinguale, în doză de 1.000 micrograme de trei ori pe zi, din două motive: suferise o intervenție chirurgicală la stomac și avea boala Graves. Ambele afecțiuni sunt asociate cu nivelul scăzut de vitamină B12.

Ce avem de învățat

• Stresul, mai ales cel declanșat de griji, este un factor precipitant al bolii Graves.

• Odată ce ați fost diagnosticați cu boala Graves, asigurați-vă că aveți un endocrinolog care să vă poarte de grijă. Lăsați-l pe el să decidă ce analize trebuie să faceți.

• Unii dintre medicii de familie, mai ales în Statele Unite, pot recomanda teste inutile, de frică să nu fie dați în judecată. Această abordare a „ochirii țintei în întuneric" nu este doar inutilă, costisitoare și dăunătoare, ci vă și poate pune pe o pistă greșită.

• Unii radiologi mai zeloși pot interpreta mai mult decât văd. Radiologii nu văd pacienții, ci ecranul. Prin urmare, fiți atenți atunci când un radiolog pune un diagnostic clinic, care poate fi incorect. Acest studiu de caz este un exemplu bun, deoarece radiologul o diagnosticase cu gușă toxică multinodulară și îi recomandase terapie cu iod radioactiv. Dacă nu ar fi ajuns la mine, medicul ei de familie i-ar fi prescris tratament cu iod radioactiv pentru „gușă toxică multinodulară". Nu numai că ar fi fost o eroare de diagnostic, dar tratamentul cu iod radioactiv ar fi putut duce la un caz sever de orbitopatie Graves, care era deja în formare.

• Orbitopatia Graves se poate declanşa după ce pacientul suferă de hipertiroidism de ceva vreme. De obicei se înrăutăţeşte în primele câteva luni, aşa cum s-a întâmplat în acest caz. În acest răstimp, administrarea de Prednison pe cale orală poate fi utilă în ameliorarea inflamaţiei oculare. În timp ce se află sub tratament cu Prednison (sau alt steroid), pacienţii ar trebui să primească şi doze mari de vitamina D ca supliment pentru a contracara efectele negative ale Prednisonului, mai ales asupra oaselor.

• Este de preferat ca pacienţii cu boala Graves şi orbitopatie să se trateze la endocrinologi şi oftalmologi cu experienţă în tratarea bolii Graves.

• Pacienţii care au suferit intervenţii chirurgicale la stomac şi cei care iau steroizi, de exemplu Prednison, au nevoie de doze mai mari de vitamina D pentru a menţine nivelul de 25 (OH) vitamina D din sânge în limitele optime de 50-100 ng/ml.

• Testul de sânge pentru TSI (imunoglobulinele de stimulare a tiroidei) poate fi utilizat pentru a verifica progresul clinic al pacienţilor cu boala Graves. Când TSI devine negativ, indică faptul că boala Graves este în remisie. Medicamentele antitiroidiene pot fi oprite în acel moment.

PARTEA A II-A

Rețete recomandate în dieta pe care o urmează pacienții cu boala Graves

Reţete

Această secţiune conţine o mare parte dintre reţetele mele originale. Şocant, nu? Un medic să vorbească despre reţete! Vă înţeleg uimirea.

O să vă împărtăşesc câte ceva despre călătoria mea în sfera culinară. Până la vârsta de 35 de ani, nu ştiam mare lucru despre gătit. Abilităţile mele se limitau la a-mi face o ceaşcă de cafea, o omletă sau pâine prăjită. La un moment dat însă, mama mea s-a mutat la mine, fiindcă făcuse un atac cerebral şi rămăsese cu nişte probleme de sănătate. La vremea aceea, la noi în oraş nu era niciun restaurant indian. Şi, de voie, de nevoie, am început să gătesc acasă, fiindcă ei nu-i plăcea mâncarea americană obişnuită. De fiecare dată când pregăteam masa, mama stătea lângă mine în bucătărie, dându-mi instrucţiuni, pe care le urmam pas cu pas. Rezultatele erau destul de bune. Mă încuraja şi începuse chiar să-mi placă...

Ca endocrinolog, ştiam cât de importantă este mâncarea pentru sănătatea noastră. Eram conştient că suntem ceea ce mâncăm. Treptat-treptat, m-am implicat din ce în ce mai mult în tot ceea ce ţinea de gătit. *Nu* mă mai uitam pe nicio carte de bucate. Urmam pur şi simplu principiile de bază ale bucătăriei indiene pe care le învăţasem de la mama şi improvizam, creându-mi propriile reţete.

Acum ador să gătesc. Cu ajutorul minunatei mele soţii, ne creştem singuri propriile legume, plante aromatice şi fructe. De asemenea, avem şi câţiva pui. Sunt nişte animale de companie extraordinare, fiindcă ne dau ouă, fertilizează curtea, mănâncă melcii şi, în plus, cei mici îi iubesc la nebunie. Nu trebuie neapărat să ai un cocoş pentru ca găinile să facă ouă – un lucru pe care mulţi nu îl ştiu.

Este o plăcere nemaipomenită să te duci pur şi simplu în curtea din spate şi să culegi legume şi fructe proaspete. În timp ce pregătesc micul dejun, stau în lumina binefăcătoare a soarelui şi fac deopotrivă yoga şi meditaţie. De fapt, gătitul te poate ajuta să trăieşti în Prezent – şi de fiecare dată când eşti în Prezent, meditezi. Scopul meditaţiei este să îţi îndrepţi atenţia asupra Prezentului.

Fiecare dintre aceste reţete au fost testate de papilele gustative ale soţiei mele şi de prieteni. Sper din toată inima să te bucuri şi tu de ele.

Poftă bună!

SUGESTII PENTRU MICUL DEJUN

Iaurt

Puneţi într-un castron 3-4 linguriţe de iaurt normal. Adăugaţi o mână de mure, afine, zmeură sau stafide şi nuci, migdale mărunţite ori muguri de pin. Amestecaţi bine. Puteţi pune şi 1-2 linguriţe de miere dacă vă place gustul mai dulce.

Brânză feta

Puneţi într-un castron 2-3 linguriţe de brânză feta. Adăugaţi ulei de măsline şi muguri de pin, alune sau nuci pecan. Opţional: puteţi pune şi câteva frunze de mentă sau de busuioc.

Ouă fierte tari

Curăţaţi de coajă şi feliaţi două ouă fierte tari şi un avocado. Puteţi pune puţină sare, piper negru măcinat sau piper Cayenne, după gust.

Sfat: Puteţi pregăti dinainte ouă fierte tari, pe care să le păstraţi în frigider, pe post de gustare rapidă.

Atenţie! Consumaţi ouăle fierte tari în câteva zile (nu mai mult de o săptămână), fiindcă se strică.

Omletă de bază

Timp de preparare: aprox. 10 minute

Ingrediente:

• 1-2 ouă (doar albuşurile)

• 2 fire de ceapă verde tocate (puteţi folosi ½ dintr-o ceapă normală dacă nu aveţi ceapă verde)

• 2 linguri de ulei de măsline

• ½ linguriță de sare

Într-o tigaie de dimensiune medie spre mare, puneți uleiul de măsline şi ceapa tocată. Lăsați la foc mic, câteva minute, până când ceapa s-a înmuiat şi capătă o culoare aurie. Spargeți 3 ouă într-un castron. Folosind o linguriță, scoateți două gălbenuşuri şi aruncați-le, lăsând numai unul, pe care îl bateți foarte bine cu albuşurile. Puneți ouăle bătute în tigaie, imediat ce este gata ceapa.

Condimentați cu sare, după gust. În câteva minute, ouăle încep să arate ca o omletă. Cu ajutorul unei spatule, întoarceți-o pe partea cealaltă. Nu vă îngrijorați dacă se rupe. Mai lăsați câteva minute şi delicioasa noastră omletă este gata.

Omletă cu ciuperci

Folosiți rețeta clasică de omletă, dar adăugați o mână de ciuperci, pe care o puneți în tigaie după ce s-a rumenit ceapa. Respectați restul rețetei întocmai.

Omletă cu spanac

Folosiți rețeta clasică de omletă, dar adăugați o mână de frunze de spanac, spălate, imediat după ce ați turnat ouăle bătute în tigaie. Mai lăsați pe foc câteva minute. Împăturiți-o în două în loc să o întoarceți, astfel încât spanacul să rămână în interior. Lăsați să se răcească timp de 2-3 minute înainte de servire.

Omletă cu ardei gras

Folosiţi reţeta clasică de omletă. Tăiaţi ½ dintr-un ardei gras (de orice culoare) şi adăugaţi-l odată cu ceapa. Dacă vă place gustul mai condimentat, puteţi adăuga ½ linguriţă de seminţe de chimen şi un sfert, maximum jumătate de linguriţă de piper Cayenne sau piper negru măcinat, imediat ce aţi turnat ouăle. Puneţi câteva frunze proaspete de pătrunjel sau coriandru. Împăturiţi omleta, astfel încât bucăţelele de ardei gras să rămână înăuntru. Lăsaţi să se răcească timp de 2-3 minute înainte de servire.

Omletă cu avocado

Curăţaţi un avocado şi tăiaţi-l în bucăţi. Imediat ce omleta clasică este gata, adăugaţi bucăţile de avocado. Puneţi şi câteva frunze proaspete de coriandru sau de pătrunjel. Împăturiţi apoi, astfel încât bucăţile de avocado să rămână în interior. Lăsaţi să se răcească timp de 2-3 minute înainte de servire.

Dacă vă place avocado, atunci va fi pentru voi un deliciu matinal. Avocado ajută la creşterea nivelului de colesterol bun (HDL) şi reprezintă o sursă extraordinară de proteine.

Omletă picantă

Folosiţi reţeta clasică de omletă. Imediat după ce adăugaţi ouăle în tigaie, puneţi un sfert, maximum o linguriţă rasă de piper Cayenne. Adăugaţi ½ de linguriţă de seminţe de chimen. Puneţi şi câteva frunze proaspete de coriandru sau pătrunjel. Mai puteţi folosi şi ½ ardei iute în loc de piper Cayenne.

Omletă cu ciuperci

Timp de preparare: aprox. 10 minute

Ingrediente:

- 1-2 ouă (doar albuşurile)
- 4 ciuperci, tăiate cubuleţe
- 2 fire de ceapă verde (sau 1 ceapă mică, tocată)
- 1 căţel de usturoi tocat
- 2 linguri de ulei de măsline
- ½ linguriţă de sare

Opţional:

- ½ linguriţă de seminţe de schinduf
- ½ linguriţă de chimen
- ½ linguriţă de turmeric
- ¼ linguriţă de cuişoare
- ½ linguriţă de piper Cayenne sau ½ ardei iute
- ½ linguriţă de muştar obişnuit sau de Dijon

Într-o tigaie, adăugaţi uleiul de măsline, ceapa, usturoiul şi sarea. Lăsaţi la foc mic în jur de 5 minute, amestecând des. Adăugaţi apoi ciupercile şi lăsaţi pe foc alte câteva minute.

Într-un castron, bateţi bine 1-2 albuşuri şi adăugaţi-le în tigaie. Lăsaţi pe foc câteva minute, amestecând frecvent. Lăsaţi să se răcească înainte de servire.

Opţional:

La început, adăugaţi turmeric, seminţe de schinduf, de chimen şi cuişoarele, odată cu ceapa. La final, puteţi adăuga câteva roşii cherry, coriandru sau frunze de pătrunjel proaspăt, dar şi frunze de mentă sau de busuioc proaspete.

Dacă vă place condimentat: la început, adăugaţi un sfert, maximum o jumătate de linguriţă de piper Cayenne ori ½ ardei iute în loc de piper Cayenne.

Omletă cu spanac

Timp de preparare: aprox. 10 minute

Ingrediente:

- 1-2 ouă (doar albuşurile)
- ½ ceaşcă de spanac
- 2 fire de ceapă verde (sau 1 ceapă mică, tocată)
- 1 căţel de usturoi tocat
- 2 linguri de ulei de măsline
- ½ linguriţă de sare

Opţional:

- câteva merişoare, proaspete sau deshidratate
- ½ linguriţă de seminţe de schinduf
- ½ linguriţă de chimen
- ½ linguriţă de turmeric
- ¼ linguriţă de cuişoare
- ½ linguriţă de piper Cayenne sau ½ ardei iute în loc de piper Cayenne

• ½ linguriță de muştar obişnuit sau de Dijon

Într-o tigaie, adăugați uleiul de măsline, ceapa, usturoiul şi sarea. Lăsați la foc mic în jur de 5 minute, amestecând des. Adăugați apoi spanacul şi lăsați pe foc alte câteva minute.

Într-un castron, bateți bine 1-2 albuşuri şi adăugați-le în tigaie. Lăsați pe foc câteva minute, amestecând frecvent. Lăsați să se răcească înainte de servire.

Opțional:

La început, adăugați câteva merişoare, turmeric, semințe de schinduf, de chimen şi cuişoarele, odată cu ceapa. La final, puteți adăuga roşiile cherry, coriandru sau frunze de pătrunjel proaspăt, dar şi frunze de mentă sau de busuioc proaspete.

Dacă vă place condimentat: la început, adăugați un sfert, maximum o jumătate de linguriță de piper Cayenne ORI ardei iute.

Omletă cu spanac, vinete şi ardei gras

Timp de preparare: aprox. 15 minute

Ingrediente:

• 1-2 ouă (doar albuşuri)

• 1 ceaşcă de spanac

• 1 vânătă (tăiată bucățele; de preferat din Japonia sau China)

• 1 ardei gras (de orice culoare, de preferat roşu, tăiat bucățele)

• 5 roşii cherry, tăiate pe jumătate, sau 1 roşie normală, tăiată în bucățele

• 2 fire de ceapă verde (sau 1 ceapă mică, tocată)
• 1 căţel de usturoi (tocat)
• 1 linguriţă de muştar obişnuit sau de Dijon
• 1 linguriţă de oţet de mere
• 2 linguriţe de ulei de măsline
• ½ linguriţă de sare

Opţional:

• câţiva muguri de pin
• ½ linguriţă de seminţe de schinduf
• ½ linguriţă de chimen
• ½ linguriţă de turmeric
• ½ linguriţă de piper Cayenne SAU ½ ardei iute

Puneţi într-o tigaie uleiul de măsline, ceapa, usturoiul şi sarea. Daţi focul la mic şi adăugaţi vânăta tăiată bucăţele, peste care turnaţi muştarul şi oţetul de mare. Lăsaţi pe foc cca 5 minute, amestecând continuu.

Separat, într-un castron, bateţi bine cele 1-2 albuşuri, pe care le adăugaţi apoi în tigaie. Lăsaţi la foc mic câteva minute, amestecând frecvent. Odată ce ouăle sunt făcute, adăugaţi spanacul, roşiile şi ardeiul. Mai lăsaţi 3-5 minute la foc mic.

Opţional:

La început, adăugaţi turmericul, seminţele de schinduf şi cele de chimen, odată cu ceapa. La final, puneţi şi mugurii de pin, coriandru sau frunze de pătrunjel proaspăt, frunze proaspete de mentă ori de busuioc.

Dacă vă place condimentat: la început, adăugaţi un sfert, maximum o jumătate de linguriţă de piper Cayenne ori ardei iute, odată cu ceapa.

Omletă cu ardei gras şi dovlecel

Timp de preparare: aprox. 15 minute

Ingrediente:

- 1-2 ouă (doar albuşuri)
- ½ ardei gras tăiat cubuleţe
- ½ dovlecel mic, tocat
- 1 roşie tăiată cubuleţe
- 2 fire de ceapă verde sau 1 ceapă normală mică, tocată
- 1 căţel de usturoi tocat
- 2 linguriţe de ulei de măsline
- ½ linguriţă de sare

Opţional:

- 1 smochină coaptă
- ½ linguriţă de seminţe de schinduf
- ½ linguriţă de chimen
- ½ linguriţă de turmeric
- ¼ linguriţă de cuişoare

• ½ linguriţă de piper Cayenne SAU ½ ardei iute feliat

• ½ linguriţă de muştar obişnuit sau de Dijon

Puneţi într-o tigaie uleiul de măsline, dovlecelul, ceapa, usturoiul şi sarea. Lăsaţi cinci minute la foc mic, amestecând frecvent. Adăugaţi apoi ardeiul gras şi mai lăsaţi câteva minute pe foc. Spargeţi într-un castron 1-2 ouă, bateţi bine şi apoi adăugaţi-le în tigaie. Lăsaţi pe foc câteva minute, amestecând frecvent. Lăsaţi să se răcească înainte de servire.

Opţional:

La început, adăugaţi turmericul, seminţele de schinduf, seminţele de chimen şi cuişoarele, alături de ceapă. La final puteţi pune câteva roşii cherry şi frunze proaspete de coriandru, de pătrunjel sau de mentă.

Dacă vă place condimentat: La început, adăugaţi un sfert, maximum o jumătate de linguriţă de piper Cayenne SAU ardei iute, dar şi ½ linguriţă de muştar.

Dacă vă place mai dulce: La final, adăugaţi smochina coaptă şi frunze proaspete de busuioc.

Omletă cu ardei gras şi conopidă

Timp de preparare: aprox. 20 de minute

Ingrediente:

• 1-2 ouă (doar albuşuri)

• ½ ardei gras mediu, de orice culoare, tăiat în câteva bucăţi

• 1/8 dintr-o conopidă, tăiată în 4-6 bucăţi mici

• ½ dintr-o ceapă medie, tocată

• 1 căţel de usturoi, tocat

• 3 linguri de ulei de măsline

- ½ lingură de oțet
- 1 lămâie tăiată pe jumătate
- o cantitate mică de muștar de Dijon sau obișnuit
- ½ linguriță de sare

Opțional:

- câteva semințe de pin
- ½ lingură de semințe (sau pudră) de chimen
- ½ lingură de turmeric pudră
- ½ lingură de cuișoare pudră
- ½ lingură de piper negru SAU piper Cayenne
- 8-10 frunze de coriandru, de busuioc sau de mentă

Într-o tigaie obișnuită, turnați 1 ceașcă de apă. Adăugați muștarul și sarea. Stoarceți zeama de la o jumătate de lămâie. Adăugați conopida și acoperiți. Lăsați pe foc 10 minute. Verificați o dată sau de două ori ca să vă asigurați că apa nu s-a evaporat. Evitați să ridicați des capacul, fiindcă se va reduce cantitatea de abur în care practic se face conopida.

Ridicați capacul și dați focul la mic. Adăugați uleiul de măsline, ceapa și usturoiul. Amestecați frecvent. NU ACOPERIȚI! În cca 3-5 minute, când a mai rămas doar foarte puțină apă, adăugați 1-2 ouă bătute. Amestecați cu o spatulă. Lăsați pe foc 3-5 minute, până când se fac ouăle, timp în care amestecați frecvent.

Adăugați ardeiul gras și lăsați pe foc alte 3-5 minute. La final, adăugați oțetul, semințele de pin și frunzele de coriandru, de busuioc sau de mentă. Amestecați bine.

Opţional:

La început, adăugaţi pudra de cuişoare, de turmeric, seminţele de chimen, apoi piperul negru SAU piperul Cayenne.

Omletă cu ardei gras şi fasole verde

Timp de preparare: aprox. 15 minute

Ingrediente:

- 1-2 ouă (doar albuşuri)
- 1 ardei gras tăiat cubuleţe
- 10 tije de fasole verde
- 1 roşie tăiată cubuleţe
- 2 fire de ceapă verde sau 1 ceapă normală, tocată
- 1 căţel de usturoi, tocat
- 2 linguriţe de ulei de măsline
- ½ lingură oţet alb

Opţional:

- câteva merişoare, proaspete sau uscate
- ½ linguriţă de seminţe de schinduf
- ½ linguriţă de chimen
- ½ linguriţă de turmeric
- ½ linguriţă de piper Cayenne SAU ½ ardei iute

Într-o tigaie, adăugaţi o cantitate mică de apă şi uleiul de măsline. Puneţi apoi fasolea verde, ceapa şi usturoiul. Lăsaţi 5 minute la foc mediu, amestecând frecvent. NU ACOPERIŢI. Adăugaţi roşiile, ardeiul gras şi oţetul alb şi mai lăsaţi pe foc câteva minute.

Într-un castron, spargeți 1-2 ouă, pe care le bateți bine și le adăugați în tigaie. Lăsați pe foc câteva minute, amestecând frecvent. Înainte de servire, lăsați câteva minute să se răcească.

Opțional:

La început, adăugați merișoarele, turmericul, semințele de schinduf și de chimen, dar și ceapa. La final, puteți adăuga frunze proaspete de oregano sau de cimbru.

Dacă vă place condimentat: La început, adăugați un sfert, maximum o jumătate de lingură de piper Cayenne SAU o jumătate de ardei iute tocat mărunt.

Omletă cu fasole verde și vânătă

Timp de preparare: aprox. 20 de minute

Ingrediente:

- 1-2 ouă (doar albușuri)
- 15 tije de fasole verde
- ½ vânătă (de preferat chinezească sau japoneză)
- 1 băț de scorțișoară
- 1 roșie medie
- 2-3 lingurițe de iaurt normal
- 1 cățel de usturoi
- 3 lingurițe ulei de măsline
- 1 lămâie tăiată în două
- puțin muștar de Dijon sau obișnuit
- ½ linguriță de sare

Opţional:

• câteva seminţe de pin

• 1 foaie de dafin

• ½ lingură de seminţe (sau pudră) de chimen
• ½ lingură turmeric pudră

• ¼ lingură de cuişoare pudră

• ½ lingură de piper negru sau piper Cayenne

• 8-10 frunze de coriandru, busuioc sau mentă

Într-o tigaie obişnuită, turnaţi ½ ceaşcă de apă, apoi adăugaţi muştarul şi sarea. Stoarceţi zeama de la ½ lămâie. Amestecaţi la foc mediu. Adăugaţi fasolea verde, vânăta, băţul de scorţişoară şi frunza de dafin. NU ACOPERIŢI. Lăsaţi pe foc cca 5 minute şi amestecaţi ocazional. Daţi focul mai mic şi adăugaţi uleiul de măsline, usturoiul, iaurtul şi roşia.

Amestecaţi frecvent. NU ACOPERIŢI. După cca 10 minute, puneţi şi 1 sau 2 ouă bătute şi amestecaţi cu o spatulă. Mai lăsaţi pe foc alte 3-5 minute, până când ouăle s-au făcut. Amestecaţi frecvent. La final, adăugaţi seminţele de pin şi frunzele de coriandru (de busuioc sau de mentă).

Opţional:

La început, adăugaţi frunza de dafin, pudra de cuişoare, pudra de turmeric, seminţele de chimen, piperul negru măcinat (sau piperul Cayenne măcinat).

Omletă cu ardei gras, dovlecel şi ridiche albă japoneză

Timp de preparare: aprox. 15 minute

Ingrediente:

- 1-2 ouă (doar albuşuri)
- ½ ardei gras, tocat
- ½ dovlecel, feliat
- o ridiche albă japoneză, decojită şi tăiată în bucăţele mici
- 2 fire de ceapă verde sau 1 ceapă normală mică
- 1 căţel de usturoi, tocat
- 2 linguriţe de ulei de măsline
- ½ linguriţă de sare

Opţional:

- câteva seminţe de pin
- ½ linguriţă de seminţe de schinduf
- ½ linguriţă de chimen
- ½ linguriţă de turmeric
- ¼ linguriţă de cuişoare
- ½ linguriţă de piper Cayenne SAU ½ ardei iute feliat
- ½ linguriţă de muştar obişnuit sau de Dijon
- 5-8 roşii cherry
- 8-10 frunze proaspete de coriandru, mentă sau busuioc
- 2 smochine coapte

Într-o tigaie, adăugaţi uleiul de măsline, dovlecelul, ridichea albă japoneză şi ceapa. Puneţi tigaia pe foc şi daţi la foc mic.

Opţional:

Adăugaţi usturoiul, turmericul, seminţele de schinduf, chimenul şi cuişoarele.

Condimentaţi cu sare, după gust. Lăsaţi pe foc 5 minute, amestecând frecvent. Adăugaţi apoi ardeiul gras şi mai lăsaţi pe foc alte câteva minute. Într-un castron, spargeţi 1-2 ouă şi adăugaţi-le în tigaie. Lăsaţi pe foc câteva minute, amestecând frecvent. Lăsaţi câteva minute să se răcească înainte de servire.

Opţional:

La final, adăugaţi câteva roşii cherry, seminţe de pin şi frunze proaspete de coriandru, mentă sau busuioc.

Dacă vă place condimentat: La început, adăugaţi piper Cayenne SAU ardei iute şi adăugaţi muştar.

Dacă vă place mai dulce: Adăugaţi două smochine coapte şi tăiate bucăţele mici şi câteva frunze proaspete de busuioc.

Omletă cu dovleac

Timp de preparare: aprox. 15 minute

Ingrediente:

- 1-2 ouă (doar albuşuri)
- 10 felii subţiri de dovleac, decojite
- 1 tijă de ţelină, tăiată în bucăţi mici
- 2 linguriţe de ulei de măsline
- 1 lingură de oţet

- 1 lămâie tăiată pe jumătate
- puțin muştar obişnuit
- 1 linguriță de sare
- 1 lingură de seminţe (sau pudră) de chimen
- 1 căţel de usturoi

Opţional:

- ½ lingură de piper negru SAU piper Cayenne

Indicat ar fi să folosiţi un wok, dar, dacă nu aveţi, este bună şi o tigaie obişnuită. Puneţi în wok uleiul de măsline, dovleacul şi feliile de ţelină şi lăsaţi la foc mediu. Amestecaţi frecvent. NU ACOPERIŢI. În cca 10 minute, feliile de dovleac vor fi făcute: trebuie să fie moi, dar să nu arate ca un terci. Daţi focul la mic. Adăugaţi muştarul şi stoarceţi zeama de la ½ lămâie direct peste feliile de dovleac. Adăugaţi oţetul, usturoiul, seminţele de chimen şi sarea. Mai lăsaţi pe foc alte 2-3 minute, amestecând frecvent.

Adăugaţi în wok şi ouăle bătute. După un minut, întoarceţi omleta pe partea cealaltă şi mai lăsaţi alte 2-3 minute.

Opţional:

Dacă vă place mai condimentat: La început, adăugaţi piper Cayenne SAU piper negru pe feliuţele de dovleac.

Omletă cu fasole verde, ardei gras, roşii şi nap

Timp de preparare: aprox. 15 minute

Ingrediente:

- 1-2 ouă (doar albuşuri)
- 4-6 tije de fasole verde
- ½ ardei gras, tăiat cubuleţe
- 1-2 roşii tăiate cubuleţe
- ½ nap, decojit şi tăiat cubuleţe
- 2 fire de ceapă verde sau 1 ceapă normală mică
- 1 căţel de usturoi, tocat
- 2 linguriţe de ulei de măsline
- ½ linguriţă de sare
- 1 lămâie, tăiată pe jumătate

Opţional:

- ½ linguriţă de seminţe de schinduf
- ½ linguriţă de chimen
- ½ linguriţă de turmeric
- ½ linguriţă de piper Cayenne SAU ½ ardei iute feliat
- ½ linguriţă de muştar obişnuit sau de Dijon
- 8-10 frunze proaspete de coriandru

Într-o tigaie, adăugaţi uleiul de măsline, o jumătate de ceaşcă de apă, napul, ceapa, usturoiul şi sarea. Stoarceţi zeama de la lămâie, direct în tigaie.

Opţional:

Adăugaţi seminţele de schinduf, seminţele de chimen, turmericul, piperul Cayenne şi muştarul.

Acoperiţi şi lăsaţi la foc mic 10 minute, amestecând ocazional pentru a vă asigura că este suficientă apă. Adăugaţi apoi ardeiul gras, fasolea verde şi roşiile. Mai lăsaţi pe foc câteva minute, fără capac. Adăugaţi ouăle bătute. Mai lăsaţi pe foc 2-3 minute, iar la final adăugaţi frunzele de coriandru.

MASA DE PRÂNZ SAU DE SEARĂ

Puteţi folosi oricare dintre reţetele de omletă şi pentru masa de prânz sau de seară.

Pacheţele de salată, cu brânză, avocado, ouă şi mango

Ingrediente:

- 1 căpăţână de salată Iceberg
- puţină brânză feta sau brânzică de casă
- 1 avocado decojit şi tăiat în felii
- 2 ouă, fierte, decojite şi tăiate felii (doar albuşurile)
- 1 mango copt, decojit şi tăiat felii
- un vârf de sare

Desfaceţi uşor salata, frunză cu frunză. Puneţi feliile de mango, brânza, feliile de avocado, şi feliile de ou în centrul frunzelor de salată. Condimentaţi cu sare după gust, apoi rulaţi salata. Puteţi pregăti 4 asemenea pacheţele de salată rulate.

SALATE

Salată cu castraveţi, roşii şi iaurt

Ingrediente:

- 4 linguriţe de iaurt simplu
- 6-10 roşii cherry
- 1 castravete mediu, tăiat bucăţele

- 1 ceapă verde tocată (se păstrează şi partea verde)
- ½ linguriţă de sare
- ½ linguriţă de chimen
- câteva frunze de mentă sau de busuioc (de preferat proaspete)

Se pune iaurtul într-un castron de dimensiuni medii. Se diluează adăugând 2 linguri de apă. Adăugaţi apoi ceapa, castravetele, seminţele de chimen şi sarea, apoi amestecaţi bine. Adăugaţi roşiile şi frunzele de mentă. Salata este gata!

Salată cu roşii, castraveţi şi avocado

Ingrediente:

- câteva frunze de salată verde, tocate
- ½ castravete, feliat
- 1 roşie medie, tăiată în bucăţi mari SAU aprox. 10 roşii cherry întregi
- 1 avocado tăiat felii
- ½ ceapă, decojită şi tăiată inele
- câteva frunze de coriandru sau de mentă, de preferat proaspete
- puţin oţet balsamic
- 1 limetă sau 1 lămâie
- sare, după gust

Într-un castron mediu, puneţi salata tocată. Adăugaţi apoi ceapa tocată, roşiile şi avocado. Amestecaţi bine. Puneţi şi frunzele de mentă sau de avocado, condimentaţi cu sare după gust şi cu puţin oţet balsamic. La final, stoarceţi şi zeama de la lămâie. Amestecaţi bine.

Salată cu măsline, seminţe de pin şi avocado

Ingrediente:

- 8-10 măsline negre sau verzi
- câteva seminţe de pin
- 1 avocado decojit şi tăiat felii
- câteva frunze de salată verde, tocate
- 1 roşie medie, tăiată în bucăţi mari SAU 10 roşii cherry întregi
- puţin oţet balsamic
- 1 limetă sau 1 lămâie, tăiată pe jumătate
- un vârf de sare

Într-un castron, se pun frunzele de salată verde. Se stoarce zeama de lămâie şi se condimentează cu sare după gust, apoi se adaugă puţin oţet balsamic. Se pun seminţele de pin, măslinele, roşiile şi avocado. Se amestecă bine.

Salată cu papaya, spanac şi seminţe de pin

Ingrediente:

- ½ cană de salată verde tocată
- ½ cană rucola tocată
- ½ cană spanac baby
- ½ castravete feliat
- 1 papaya mică, decojită, tăiată bucăţi, de la care se scot seminţele
- 1 roşie medie, tăiată în bucăţi mari SAU 10 roşii cherry întregi

- câteva semințe de pin
- puțin oțet balsamic
- 1 limetă sau 1 lămâie tăiată pe jumătate

Într-un castron, puneți spanacul, salata tocată și rucola. Stoarceți zeama de lămâie și turnați puțin oțet balsamic. Adăugați apoi castravetele, semințele de pin și roșiile. La final, adăugați papaya și amestecați bine.

Crochete din dovleac

Timp de preparare: aprox. 15 minute

Ingrediente:

- dovleac proaspăt, tăiat în bucăți de forma cartofilor pai, cca 20-25 de bucăți, unele cojite și unele decojite
- 2 lingurițe de ulei de măsline
- 1 bucățică de brânză Cheddar sfărâmată
- 3 linguri de muștar de Dijon
- 1/2 lingură de oțet

Opțional:

- 1 lingură de praf de usturoi
- ½ linguriță de sare
- 1 lingură de semințe (sau pudră) de chimen
- 1 lingură de piper negru SAU ½ lingură de piper Cayenne

Puneți o tigaie la foc mediu. Încălziți uleiul și adăugați apoi bastonașele de dovleac. Adăugați muștarul de Dijon direct peste bastonașele de dovleac.

Sau: adăugaţi oţetul, usturoiul, seminţele de chimen, sarea şi piperul negru SAU Cayenne.

Lăsaţi pe foc 10 minute. NU ACOPERIŢI. Întoarceţi de câteva ori crochetele de dovleac pe o parte şi pe alta, astfel încât să nu se ardă. Daţi focul la mic. Presăraţi o mână de brânză Cheddar sfărâmată, care se va topi în câteva minute. Puneţi crochetele de dovleac pe hârtie absorbantă, ca să se scurgă uleiul în exces.

Crochete de dovlecel cu omletă şi vinete

Timp de preparare: aprox. 15 minute

Ingrediente:

• 2 ouă (doar albuşurile)

• dovleac proaspăt, tăiat în bucăţi de forma cartofilor pai, cca 20-25 de bucăţi, unele cojite şi unele decojite

• 1 vânătă (chinezească sau japoneză) sau 2 vinete mai mici, rotunde, tăiate felii

• 3 linguriţe ulei de măsline

• 1 bucăţică de brânză Cheddar sfărâmată

• 3 linguri de muştar de Dijon

• ½ lingură de oţet

Opţional:

• 1 lingură praf de usturoi

• ½ linguriţă de sare

• 1 lingură de seminţe (sau pudră) de chimen

• 2 fire de ceapă verde tocată (sau 1 ceapă normală mică)

• 1 lingură piper negru SAU ½ lingură piper Cayenne

DR.SARFRAZ ZAIDI

• cimbru, oregano sau mentă proaspătă SAU frunze de busuioc

Într-o tigaie, adăugați uleiul de măsline, bastonașele de dovleac și feliile de vânătă. Puneți muștarul direct peste bastonașele de dovleac.

Opțional:

Adăugați oțetul, usturoiul, semințele de chimen, sarea și piperul negru sau piperul Cayenne.

Lăsați 10 minute la foc mediu. NU ACOPERIȚI. Întoarceți bastonașele de dovleac și feliile de vinete de câteva ori, astfel încât să nu se ardă. Dați apoi focul la mic. Presărați brânza, iar după câteva minute adăugați ceapa și ouăle bătute. Mai lăsați pe foc încă un minut, apoi întoarceți omleta cu o spatulă. Lăsați pe foc alte 2-3 minute, amestecând frecvent. La final, adăugați frunzele de oregano, cimbru, mentă sau busuioc (proaspete sau uscate).

Crochete de dovlecel cu avocado

Timp de preparare: aprox. 15 minute

Ingrediente:

• dovlecel proaspăt, nedecojit, tăiat sub forma cartofilor pai, în jur de 20-25 de bucăţi

• 1 avocado decojit şi tăiat felii

• aprox. 10 roşii cherry

• 3 linguriţe ulei de măsline

• 1 bucăţică de brânză Cheddar sfărâmată

• 4-5 linguri muştar de Dijon

• 1 lingură praf de usturoi

• 2 fire de ceapă verde, tocate (sau o ceapă normală mică)

Opţional:

• ½ linguriţă de sare

• ½ lingură de cuişoare pudră

• 1 lingură de seminţe (sau pudră) de chimen

• 1 lingură piper negru SAU ½ lingură de piper Cayenne

• 8-10 frunze proaspete de coriandru (sau 1 lingură de coriandru uscat)

Într-o tigaie obişnuită, adăugaţi uleiul de măsline şi bastonaşele de dovlecel. Presăraţi praf de usturoi după gust şi puneţi muştarul direct peste bastonaşele de dovlecel.

Opţional:

Adăugaţi direct peste crochetele de dovleac pudra de cuişoare, seminţele de chimen, sarea şi piperul negru sau Cayenne. Lăsaţi cinci minute la foc mediu. NU ACOPERIŢI. Puneţi bastonaşele de dovlecel şi întoarceţi-le de câteva ori, astfel încât să nu se ardă. Presăraţi brânza Cheddar direct peste bastonaşele de dovlecel. Imediat ce brânza s-a topit, scoateţi crochetele de dovlecel pe o farfurie. Acoperiţi cu ceapă tocată, roşii cherry, felii de avocado şi frunze de coriandru.

Tigaie picantă cu dovleac

Timp de preparare: aprox. 15 minute

Ingrediente:

- 10 felii mici de dovleac proaspăt, decojite
- 1 tulpină de ţelină, tăiată în bucăţi mici
- 2 linguriţe de ulei de măsline
- ½ lingură de oţet
- 1 lămâie tăiată pe jumătate
- puţin muştar obişnuit
- 1 linguriţă de sare
- 1 lingură de seminţe (sau pudră) de chimen
- 1 căţel de usturoi
- 1 lingură piper negru SAU ½ lingură piper Cayenne

Opţional:

• felii de avocado

• 8-10 frunze de mentă sau de busuioc

Este de preferat să folosiţi un wok, dar dacă nu aveţi, puteţi utiliza şi o tigaie obişnuită. Încălziţi uleiul la foc mediu. Adăugaţi feliile de dovleac şi pe cele de ţelină. Amestecaţi frecvent. NU ACOPERIŢI. În cca 10 minute, feliile de dovleac vor fi gata (moi, dar nu cu un aspect de terci).

Daţi focul la mic şi adăugaţi muştarul şi zeama de la jumătate de lămâie, direct pe feliile de dovleac. Adăugaţi oţetul, usturoiul seminţele de chimen, sare şi piper Cayenne (sau piper negru) după gust. Mai lăsaţi pe foc încă 2-3 minute, amestecând frecvent.

Opţional:

Pentru varietate, adăugaţi la final feliile de avocado. Mai lăsaţi pe foc încă 2-3 minute, amestecând frecvent. La final, adăugaţi câteva frunze de mentă sau de busuioc.

Tigaie picantă cu dovleac, conopidă şi nap

Timp de preparare: aprox. 15 minute

Ingrediente:

• 15 felii mici de dovleac proaspăt, decojite

• 3-5 bucheţele de conopidă

• ½ nap, decojit şi tăiat în bucăţi mici

• 1 tulpină de ţelină, tăiată în bucăţi mici

• 2 linguriţe de ulei de măsline

• ½ lingură de oţet

• 1 lămâie tăiată pe jumătate

- puţin muştar obişnuit

- 1 linguriţă de sare

- 1 lingură de seminţe (sau pudră) de chimen

- 1 căţel de usturoi

- 8-10 frunze proaspete de mentă SAU de busuioc (SAU 1 lingură de frunze uscate)

Opţional:

- 1 lingură piper negru SAU ½ lingură piper Cayenne

Este de preferat să folosiţi un wok, dar dacă nu aveţi, puteţi utiliza şi o tigaie obişnuită. Puneţi wokul la foc mediu. Adăugaţi uleiul de măsline, feliile de dovleac, de nap, conopida şi feliile de ţelină. Amestecaţi frecvent. NU ACOPERIŢI. În cca 10 minute, feliile de dovleac vor fi gata (moi, dar nu cu un aspect de terci).

Daţi focul la mic şi adăugaţi muştarul şi zeama de la jumătate de lămâie, direct pe feliile de dovleac. Adăugaţi oţetul, usturoiul seminţele de chimen şi sare după gust.

Opţional:

Adăugaţi în wok piperul negru SAU piperul Cayenne. Mai lăsaţi pe foc 2-3 minute, amestecând frecvent.

Deliciu cu dovlecel, vinete şi avocado

Timp de preparare: aprox. 15 minute

Ingrediente:

- 1 dovlecel mediu, nedecojit şi tăiat felii
- 1 vânătă mică, de preferat chinezească sau japoneză, tăiată felii
- 1 avocado decojit şi tăiat bucăţi
- 2 linguriţe de iaurt
- 1 roşie medie, tăiată felii
- ½ ceapă medie
- 3 linguriţe ulei de măsline

Opţional:

- o mână de nuci (sau nuci pecan)
- un vârf de pudră de cuişoare
- 1 căţel de usturoi
- ½ lingură de seminţe (sau pudră) de chimen
- ½ lingură de turmeric pudră
- ½ lingură de piper negru SAU piper Cayenne
- cca 1 lingură de frunze de oregano, de cimbru sau de rozmarin

Într-o tigaie obişnuită, la foc mediu, adăugaţi uleiul de măsline şi ceapa tocată. Amestecaţi frecvent. În cca 3-5 minute, ceapa va căpăta o culoare aurie.

Daţi focul mai mic, adăugaţi feliile de dovlecel şi de vânătă. După 2-3 minute, adăugaţi iaurtul. Lăsaţi 10 minute la foc mic. NU ACOPERIŢI. Amestecaţi frecvent.

Adăugaţi feliile de avocado şi de roşie. Mai lăsaţi pe foc câteva minute. La final, adăugaţi alunele şi frunzele de oregano, de cimbru sau de rozmarin.

Opţional:

La început, adăugaţi pudra de cuişoare, de turmeric, chimenul, piperul negru sau piperul Cayenne.

Ghiveci cu vinete, ardei gras şi ridiche albă japoneză

Timp de preparare: aprox. 15 minute

Ingrediente:

• 1 vânătă mică, de preferat chinezească sau japoneză, tăiată felii

• ½ ardei gras, tăiat bucăţi

• 1 ridiche albă japoneză de aprox. 6 cm, decojită şi tăiată bucăţi

• 2 linguriţe de iaurt normal

• 1 roşie medie, tăiată felii

• 3 linguriţe ulei de măsline

• puţin muştar obişnuit sau de Dijon

Opţional:

• ½ lingură de seminţe (sau pudră) de chimen

• ½ lingură de turmeric pudră

• ½ lingură de piper negru SAU piper Cayenne

• 8-10 frunze de busuioc sau de cimbru

Într-o tigaie obişnuită, puneţi o jumătate de cană de apă, uleiul de măsline, vânăta şi ridichea albă japoneză. Lăsaţi la foc mic, acoperiţi cu un capac şi amestecaţi doar de câteva ori. În aprox. 5 minute, înlăturaţi capacul şi adăugaţi iaurtul şi roşia.

Opţional:

Adăugaţi chimenul, piperul negru sau piperul Cayenne.

Lăsaţi 5 minute la foc mic. NU ACOPERIŢI. Amestecaţi frecvent. Adăugaţi ardeiul gras şi mai lăsaţi pe foc încă 2-3 minute. Adăugaţi puţin muştar şi mai lăsaţi încă 2-3 minute. La final, puneţi frunzele de busuioc sau de cimbru.

Ghiveci cu dovlecel, ardei gras, fasole verde şi ciuperci

Timp de preparare: aprox. 15 minute

Ingrediente:

- 1 dovlecel mic, nedecojit, tăiat felii
- 1 ardei gras roşu, tăiat bucăţi
- 8-10 tije mici de fasole verde
- 5 ciuperci albe, tăiate jumătăţi
- 1 roşie medie, tăiată felii
- 1 ceapă mică, tocată
- 1 linguriţă ulei de măsline
- puţin muştar galben sau Dijon
- puţin oţet balsamic

Opţional:

- ½ lingură de seminţe (sau pudră) de chimen
- ½ lingură de turmeric pudră
- ½ lingură de piper negru SAU piper Cayenne

• 8-10 frunze de busuioc sau oregano

Într-o tigaie obişnuită, puneţi ½ cană de apă, uleiul de măsline, ceapa şi muştarul. Lăsaţi la foc mic, acoperiţi cu un capac şi amestecaţi doar de câteva ori. După cca 5 minute, daţi focul la nivel mediu. NU ACOPERIŢI. Amestecaţi frecvent.

Adăugaţi apoi ardeiul gras şi ciupercile. Lăsaţi pe foc încă 2-3 minute, apoi adăugaţi frunzele de busuioc sau cimbrul şi turnaţi puţin oţet.

Opţional:

La început, adăugaţi chimenul, piperul negru sau piperul Cayenne.

Ghiveci cu conopidă, ardei gras, fasole verde, roşii cherry şi struguri verzi

Timp de preparare: aprox. 15 minute

Ingrediente:

• 1/8 conopidă, tăiată în 4-6 bucăţi mici

• ½ ardei gras de orice culoare, tăiat în 4-5 bucăţi

• ½ vânătă, chinezească sau japoneză, tăiată bucăţi

• 20 de boabe de strugure verde

• 5-10 tije mici de fasole verde

• 5-10 roşii cherry

• ½ ceapă medie

• 1 căţel de usturoi

• 3 linguriţe ulei de măsline

• puţin muştar obişnuit sau de Dijon

• ½ linguriţă de sare

- câteva seminţe de pin
- ½ lingură de coriandru sau busuioc

Opţional:

- ½ lingură de seminţe (sau pudră) de chimen
- ½ lingură de turmeric pudră
- ½ lingură de piper negru SAU piper Cayenne

Într-o tigaie obişnuită, pusă la foc mic, adăugaţi uleiul de măsline şi ½ ceaşcă de apă. Adăugaţi muştarul, sarea, conopida şi vânăta, apoi acoperiţi. Lăsaţi pe foc 10 minute, verificând doar o dată sau de două ori ca să vă asiguraţi că este suficientă apă. Acoperiţi şi daţi focul la nivel mediu. Adăugaţi apoi ceapa, usturoiul, roşiile cherry, fasolea verde şi boabele de struguri. Amestecaţi frecvent. NU ACOPERIŢI. Adăugaţi seminţele de pin şi frunzele de busuioc SAU de coriandru.

Opţional:

La început, adăugaţi seminţele de chimen, turmericul, piperul negru SAU piperul Cayenne.

Mix indian din cinci verdețuri

Timp de preparare: aprox. 60 de minute
Ingrediente:

- 4 cești de spanac baby, tocat
- 6 cești de frunze de muștar, tocat
- 3 cești de frunze de ridiche albă japoneză, tocate
- 1 ceașcă de rucola, tocată
- 1 ceașcă de frunze de nap, tocate
- 1 ridiche albă japoneză, decojită și tocată
- 10 lingurițe de ulei de măsline
- 1 baton de unt
- 2 cepe medii, tocate
- 2 căței de usturoi, feliat
- 1 lingură de oțet de orice tip, de preferat balsamic
- 1 linguriță de sare
- ½ lingură de turmeric pudră
- câteva frunze de coriandru
- 1 lămâie (sau limetă), tăiată pe jumătate

Opțional:

- 1 lingură de semințe de chimen
- ½ lingură de cuișoare pudră
- 2 lingurițe de piper negru SAU 1 linguriță de piper Cayenne

Într-o oală mare, puneți uleiul de măsline. Adăugați apoi cepele tocate, usturoiul şi sarea. Lăsați la foc mic timp de 5 minute, amestecând frecvent, până când ceapa capătă o culoare galben-aurie. Adăugați spanacul, frunzele de muştar, ridichea albă şi frunzele de ridiche albă, frunzele de nap, de rucola, turmericul pudră, sarea şi oțetul. Lăsați 45 de minute la foc mic, fără capac, amestecând frecvent până când are o consistență groasă.

Puneți apoi compoziția rezultată într-un blender şi pasați până când toate frunzele sunt complet tocate. Turnați apoi într-o oală largă.

Adăugați batonul de unt. Lăsați încă 15-20 de minute la foc mic, neacoperit, până când se separă grăsimea. La final, adăugați coriandrul. Stoarceți şi adăugați zeama de lămâie (sau limetă). Amestecați bine. Lăsați deoparte încă 15 minute înainte de servire.

Opțional:

La început, adăugați piperul negru SAU piperul Cayenne, apoi pudra de cuişoare şi semințele de chimen.

PREPARATE DIN CARNE

Crochete de pui

(Copiii şi adolescenţii le adoră)

Timp de preparare: aprox. 30-45 de minute

Ingrediente:

• 500 g carne de pui, fără os, de preferat piept, tăiată cubuleţe

• 3 linguri de iaurt

• 2 linguri de ulei de măsline

• 1 limetă sau lămâie, tăiată pe jumătate

• 1 linguriţă de oţet de mere

• 1 linguriţă de muştar de Dijon

• 1 lingură de praf de usturoi

• 1 linguriţă de sare de mare

Opţional:

• ½ linguriţă piper Cayenne sau piper negru

Într-o tigaie mare, puneţi uleiul de măsline, iaurtul, oţetul de mere, muştarul de Dijon, praful de usturoi şi sarea. Stoarceţi limeta sau lămâia deasupra. Adăugaţi 3 linguri de apă. Amestecaţi bine.

Opţional:

Presăraţi piper Cayenne sau piper negru, după gust, şi amestecaţi bine.

Lăsaţi la marinat crochetele de pui în tigaie, cam 15-30 de minute.

Puneți tigaia pe foc potrivit. Amestecați frecvent. Gătiți crochetele la foc potrivit, timp de 5-10 minute, până când scade tot iaurtul. Micșorați flacăra și mai lăsați tigaia pe foc încă 5 minute, până când crochetele capătă o crustă aurie.

Pui cu ardei gras

Timp de preparare: aprox. 15 minute

Ingrediente:

- 2 bucăți de piept de pui, tăiate cubulețe sau fâșii
- 2 ardei grași de mărime medie, de preferat de culoare roșie (dar pot fi de orice culoare), tăiați cubulețe
- 4 linguri de ulei de măsline
- 1 tijă de țelină, tăiată cubulețe
- 2 cepe de mărime medie, tocate
- 2 căței de usturoi, tăiați feliuțe
- 4 roșii, tăiate cubulețe
- 1 linguriță de muștar de Dijon (sau obișnuit)
- 1 linguriță de oțet (de orice tip, de preferat balsamic)
- frunze de coriandru, de busuioc sau de mentă

Opțional:

- 1 linguriță de sare de mare
- ½ linguriță de semințe (sau pulbere) de chimen
- ½ linguriță de turmeric pulbere
- ½ linguriță de piper negru sau piper Cayenne

Puneți o oală la încins, pe foc mic, apoi adăugați uleiul de măsline, ceapa, usturoiul și țelina. Lăsați să se călească vreo 5 minute, amestecând continuu, până când ceapa capătă o nuanță aurie.

Adăugați apoi cubulețele de carne de pui, muștarul și roșiile. Dați focul la putere medie și mai căliți cam 5 minute, amestecând constant.

Dați din nou focul la mic și adăugați ardeiul gras. Lăsați să fiarbă, fără capac, cam 3-5 minute. Adăugați coriandru, busuioc sau frunze de mentă.

Opțional:

Încă de la început, puneți în uleiul încins sare, pulbere de turmeric, chimen, piper negru sau piper Cayenne.

Tocană cu carne de curcan și ardei gras

Timp de preparare: aprox. 25 de minute

Ingrediente:

- 500 g carne tocată de curcan (sau carne de pui)
- 2 ardei grași de mărime medie (de orice culoare, dar de preferat roșii), tăiați cubulețe
- 2 linguri de ulei de măsline
- 1 ceapă de mărime medie, tocată

• 2 sau 3 căţei de usturoi, tocaţi

• 2 roşii de mărime medie, tocate

• ½ linguriţă de sare de mare (după gust)

• ¼ linguriţă de turmeric pulbere

• 8-10 frunze de busuioc, de preferat proaspete, sau 1 linguriţă uscate

Opţional:

• ½ linguriţă de seminţe de chimen

• ½ linguriţă de piper Cayenne sau piper negru

Folosiţi o oală de mărime medie. Căliţi ceapa şi usturoiul în ulei de măsline, până când capătă un aspect translucid. Adăugaţi ¼ cană cu apă, turmeric pulbere şi roşii, apoi acoperiţi cu un capac. Lăsaţi să fiarbă încă 5 minute, la foc mic.

Adăugaţi apoi carnea tocată de curcan sau de pui. Sfărâmaţi carnea cu furculiţa, astfel încât să se separe în bucăţele mici. Lăsaţi să fiarbă până când carnea îşi schimbă culoarea, acest lucru durând cam 5-10 minute.

Adăugaţi ardeiul gras. Lăsaţi totul la foc mic, fără capac, pentru încă aproximativ 3-5 minute. La final, adăugaţi frunze de busuioc.

Opţional:

Încă de la început, după ce aţi turnat apa, adăugaţi seminţe de chimen, piper negru SAU piper Cayenne.

Mâncare de curcan cu dovlecei

Timp de preparare: aprox. 25 de minute

Ingrediente:

- 500 g carne tocată de curcan (sau carne de pui)
- 2 dovlecei de mărime medie, nedecojiți, tăiați felii
- 2 linguri de ulei de măsline
- 1 ceapă medie, tocată
- 2 sau 3 căței de usturoi, tăiați
- 2 roșii de mărime medie, tocate
- ½ linguriță de praf de cuișoare
- ½ linguriță de sare de mare (după gust)
- ¼ linguriță de turmeric
- 8-10 frunze de busuioc sau de oregano proaspete, SAU 1 linguriță uscate

Opțional:

- ½ linguriță de semințe de chimen
- ½ linguriță de piper Cayenne sau piper negru

Într-o oală de mărime medie, căliți ceapa și usturoiul în ulei de măsline, până când devin translucide. Adăugați ¼ cană cu apă, turmeric pulbere și roșiile, apoi acoperiți cu un capac. Lăsați cam 5 minute, la foc mic.

Adăugați apoi carnea tocată de curcan sau de pui. Sfărâmați carnea cu furculița, astfel încât să se formeze bucățele mici. Lăsați să fiarbă până când carnea își schimbă complet culoarea, ceea ce durează cam 5-10 minute.

Adăugaţi dovleceii şi praful de cuişoare. Lăsaţi să fiarbă la foc mic, fără capac, pentru încă 3-5 minute. Adăugaţi frunze de oregano sau de busuioc.

Opţional:

La început, după ce turnaţi apa, adăugaţi seminţe de chimen, piper negru SAU piper Cayenne.

Mâncare de curcan cu fasole verde

Timp de preparare: aprox. 25 de minute

Ingrediente:

- 500 g carne tocată de curcan (sau carne de pui)
- 20 de tije de fasole verde
- 2 linguri de ulei de măsline
- 1 ceapă de mărime medie, tocată
- 2 sau 3 căţei de usturoi, tăiaţi feliuţe
- 2 roşii de mărime medie, tocate
- 1 lingură de muştar de Dijon
- ½ linguriţă de sare de mare (după gust)
- ¼ linguriţă de turmeric
- 8-10 frunze proaspete de coriandru, busuioc sau oregano sau 1 linguriţă uscate

Opţional:

- ½ linguriţă seminţe de chimen
- ½ linguriţă de piper Cayenne sau piper negru

Într-o oală de mărime medie, căliţi ceapa şi usturoiul în ulei de măsline, până când devin translucide. Adăugaţi ¼ cană cu apă, turmeric pulbere şi roşiile, apoi acoperiţi cu un capac. Lăsaţi cam 5 minute, la foc mic.

Adăugaţi apoi carnea tocată de curcan sau de pui. Sfărâmaţi carnea cu furculiţa, astfel încât să rămână bucăţele mici. Lăsaţi să fiarbă până când carnea îşi schimbă complet culoarea, ceea ce durează cam 5-10 minute. Adăugaţi fasolea verde şi muştarul de Dijon. Gătiţi la foc mic, fără capac, încă 5-10 minute. La final, adăugaţi frunzele de coriandru, oregano sau busuioc.

Opţional:

La început, după ce aţi turnat apa, adăugaţi seminţe de chimen, piper negru sau piper Cayenne.

Mâncare de curcan cu vinete

Timp de preparare: aprox. 25 de minute

Ingrediente:

• 500 g carne tocată de curcan (sau carne de pui)

• 2 vinete, de preferat japoneze sau chinezeşti, tăiate felii

• 2 linguri de iaurt

• 2 linguri de ulei de măsline

• 1 ceapă de mărime medie, tocată

• 2 sau 3 căţei de usturoi, tăiaţi feliuţe

• 2 roşii de mărime medie, tocate

• ½ linguriţă de sare de mare (după gust)

• ¼ linguriţă de turmeric

• 8-10 frunze de busuioc, de preferat proaspete, sau 1 linguriţă uscate

• un pumn de seminţe de pin

Opţional:

• ½ linguriţă seminţe de chimen

• ½ linguriţă de piper Cayenne sau piper negru

Într-o oală de mărime medie, căliţi ceapa şi usturoiul în ulei de măsline, până când devin translucide. Adăugaţi ¼ cană cu apă, turmeric pulbere şi roşiile, apoi acoperiţi cu un capac. Lăsaţi cam 5 minute, la foc mic.

Adăugaţi apoi carnea tocată de curcan sau de pui. Sfărâmaţi carnea cu furculiţa, astfel încât să rămână bucăţele mici. Lăsaţi să fiarbă până când carnea îşi schimbă complet culoarea, ceea ce durează cam 5-10 minute. Adăugaţi vinetele şi iaurtul. Lăsaţi la foc mic, cu capac, pentru aproximativ 10 minute. La final, adăugaţi seminţele de pin şi frunzele de busuioc.

Opţional:

La început, după ce aţi turnat apa, adăugaţi seminţe de chimen, piper negru SAU piper Cayenne.

Mâncare de curcan cu spanac

Timp de preparare: aprox. 25 de minute

Ingrediente:

• 500 g carne tocată de curcan (sau carne de pui)

• 4-5 mâini de spanac

• 2 linguri de iaurt

• 2 linguri de ulei de măsline

• 1 ceapă de mărime medie, tocată

• 2 sau 3 căţei de usturoi, tăiaţi feliuţe

• 2 roşii de mărime medie, tăiate felii

• ½ linguriţă de sare de mare (după gust)

• ¼ linguriţă de turmeric

• 8-10 frunze de coriandru sau oregano, de preferat proaspete, sau 1 linguriţă uscate

Opţional:

• ½ linguriţă seminţe de chimen

• ½ linguriţă de piper Cayenne sau piper negru

Într-o oală de mărime medie, căliţi ceapa şi usturoiul în ulei de măsline, până când devin translucide. Adăugaţi ¼ cană cu apă, turmeric pulbere şi roşiile, apoi acoperiţi cu un capac. Lăsaţi cam 5 minute, la foc mic.

Adăugaţi apoi carnea tocată de curcan sau de pui. Sfărâmaţi carnea cu furculiţa, astfel încât să rămână bucăţele mici. Lăsaţi să fiarbă până când carnea îşi schimbă complet culoarea, ceea ce durează cam 5-10 minute. Adăugaţi spanacul şi iaurtul. Lăsaţi la foc mic, cu capac, pentru aproximativ 10 minute. La final, adăugaţi frunzele de coriandru sau de oregano.

Opţional:

La început, după ce aţi turnat apa, adăugaţi chimen, piper negru SAU piper Cayenne.

Mâncare de curcan cu morcovi

Timp de preparare: aprox. 25 de minute

Ingrediente:

• 500 g carne tocată de curcan (sau carne de pui)

• 3 morcovi de mărime medie, curăţaţi şi tocaţi

• 1 tijă de ţelină, tocată cubuleţe

- 2 linguri de ulei de măsline
- 1 ceapă de mărime medie, tocată
- 2 sau 3 căţei de usturoi, tăiaţi feliuţe
- 2 roşii de mărime medie, tăiate felii
- ½ linguriţă de sare de mare (după gust)
- ¼ linguriţă de scorţişoară
- frunze de busuioc, de preferat proaspete, sau 1 linguriţă uscate

Opţional:

- ½ linguriţă de seminţe de chimen
- ½ linguriţă de piper Cayenne sau piper negru

Într-o oală de mărime medie, căliţi ceapa şi usturoiul în ulei de măsline, până când devin translucide. Adăugaţi ¼ cană cu apă, turmeric pulbere şi roşiile, apoi acoperiţi cu un capac. Lăsaţi cam 5 minute, la foc mic.

Adăugaţi apoi carnea tocată de curcan sau de pui. Sfărâmaţi carnea cu furculiţa, astfel încât să rămână bucăţele mici. Lăsaţi să fiarbă până când carnea îşi schimbă complet culoarea, ceea ce durează cam 5-10 minute. Adăugaţi morcovii şi scorţişoara. Gătiţi la foc mic, fără capac, timp de cca 3-5 minute. La final, adăugaţi frunzele de busuioc.

Opţional:

La început, după ce aţi turnat apa, adăugaţi chimen, piper negru sau piper Cayenne.

Mâncare de curcan cu mazăre

Timp de preparare: aprox. 25 de minute

Ingrediente:

- 500 g de carne tocată de curcan (sau carne de pui)
- 1 cană de mazăre
- 2 linguri de ulei de măsline
- 1 ceapă de mărime medie, tocată
- 2 sau 3 căței de usturoi, tăiați feliuțe
- 2 roșii, tăiate felii
- ½ linguriță de sare de mare (după gust)
- ¼ linguriță de turmeric
- 8-10 frunze de busuioc și oregano, de preferat proaspete, sau 1 linguriță uscate

Opțional:

- ½ linguriță de semințe de chimen
- ½ linguriță de piper Cayenne sau piper negru

Într-o oală de mărime medie, căliți ceapa și usturoiul în ulei de măsline, până când devin translucide. Adăugați ¼ cană cu apă, turmeric pulbere și roșiile, apoi acoperiți cu un capac. Lăsați cam 5 minute, la foc mic.

Adăugați apoi carnea tocată de curcan sau de pui. Sfărâmați carnea cu furculița, astfel încât să rămână bucățele mici. Lăsați să fiarbă până când carnea își schimbă complet culoarea, ceea ce durează cam 5-10 minute. Adăugați mazărea și turmericul. Gătiți la foc mic, fără capac, timp de cca 3-5 minute. La final, adăugați frunzele de busuioc și de oregano.

Mâncare de curcan cu conopoidă

Timp de preparare: aprox. 25 de minute

Ingrediente:

- 500 g de carne tocată de curcan (sau carne de pui)
- 1 căpățână de conopidă (10-12 buchețele)
- 1 rădăcină de ghimbir, de mărime medie, curățată de coajă şi feliată
- 2 linguri de iaurt
- 1 tijă de țelină, tocată
- 2 linguri de ulei de măsline
- 1 ceapă de mărime medie, tocată
- 2 sau 3 căței de usturoi, feliați
- 2 roşii, tăiate felii
- ½ linguriță de sare de mare (după gust)
- ¼ linguriță de turmeric
- 8-10 frunze de coriandru, busuioc sau mentă, de preferat proaspete, sau 1 linguriță uscate

Opțional:

- ½ linguriță de semințe de chimen
- ½ linguriță de piper Cayenne sau piper negru

Într-o oală de mărime medie, căliți ceapa şi usturoiul în ulei de măsline, până devin translucide. Adăugați ¼ cană cu apă, turmeric pulbere, ghimbirul, țelina şi roşiile, apoi acoperiți cu un capac. Lăsați pe foc mic încă 5 minute.

Adăugați apoi carnea tocată. Striviți carnea cu furculița, astfel încât să rămână bucățele mici. Lăsați pe foc până când carnea îşi schimbă complet culoarea, adică în jur de 5-10 minute. Adăugaţi conopida şi iaurtul. Gătiţi la foc mic, cu capac, vreme de aproximativ 15 minute, amestecând din când în când. La final, adăugaţi frunzele de coriandru, de busuioc sau de mentă.

Opţional:

La început, după ce aţi turnat apa, adăugaţi chimen, piper negru sau piper Cayenne.

Vită sau miel cu conopidă şi ardei gras

Timp de preparare: aprox. 35 de minute

Ingrediente:

• 500 g carne de vită sau de miel pentru tocană, tăiată cubuleţe

• 1 conopidă (10-12 bucheţele)

• 2 ardei graşi de mărime medie, de orice culoare, dar de preferat roşii, tăiaţi cubuleţe

• 2 linguri de iaurt

• 6 linguri de ulei de măsline

• 1 tijă de ţelină, tocată bucăţele

• 1 ceapă de mărime medie, tocată

• 2 căţei de usturoi, feliaţi

• 1 rădăcină de ghimbir, de cca 5 cm, curăţată şi feliată

• 1 linguriţă de muştar de Dijon (sau obişnuit)

• 1 linguriţă de oţet (de orice tip, dar de preferat balsamic)

• 1 linguriţă de sare de mare

• ½ linguriţă de seminţe (sau pulbere) de chimen

• ½ linguriță de pulbere de turmeric

• 8-10 frunze proaspete de coriandru, busuioc sau mentă, sau 1 linguriță uscate

Opțional:

• 1 linguriță de piper negru sau ½ linguriță de piper Cayenne

Într-o oală mare, puneți la încins uleiul de măsline. Adăugați ceapa, ghimbirul, semințele de chimen și sarea. Lăsați pe foc cam 5 minute, amestecând continuu, până când ceapa capătă o nuanță galben-maronie. Adăugați cubulețele de carne, muștarul, turmericul pulbere, oțetul și iaurtul.

Opțional:

Adăugați piper negru sau piper Cayenne.

Dați flacăra la mărime medie și lăsați la fiert cam 5 minute, amestecând din când în când. Dați focul la mic. Adăugați conopida, roșiile, usturoiul și țelina. Acoperiți și lăsați să fiarbă cam 30 minute. Verificați din când în când, să vedeți dacă mai este suficientă apă. Evitați să ridicați capacul. Se va reduce cantitatea de abur, care înăbușă carnea și conopida.

Înlăturați capacul. Adăugați ardei gras. Lăsați să mai fiarbă fără capac cam 5 minute. Lăsați să scadă sosul de tot, dacă doriți. La final, adăugați frunze de coriandru, de mentă sau busuioc. Amestecați bine.

Vită sau miel cu spanac

Timp de preparare: aprox. 45 de minute

Ingrediente:

• 500 g carne de vită sau de miel pentru tocană, tăiată cubulețe

• 4 pumni de spanac

• 2 linguri de iaurt

• 8-10 linguri de ulei de măsline

• ½ pachet de unt

• 1 tijă de țelină, tocată

• 2 cepe, de mărime medie, tocate

• 2 căței de usturoi, feliați

• 1 rădăcină de ghimbir, de cca 5 cm, decojită și feliată

• 1 linguriță de muştar de Dijon sau obişnuit

• 1 linguriță de oțet de orice fel, de preferat balsamic

• 1 linguriță de sare de mare

• ½ linguriță de turmeric pulbere

• 8-10 frunze proaspete de coriandru, busuioc sau mentă, sau 1 linguriță uscate

Opțional:

• 4 pumni de frunze de muştar, tocate

• 2 pumni de varză Kale, tocată

• 1 linguriță de piper negru sau ½ linguriță de piper Cayenne

Într-o oală de mărime medie, se pun la călit, la foc mic, 4 linguri de ulei de măsline, o ceapă tocată, ghimbirul şi sarea. Se lasă cam 5 minute, amestecând continuu, până când ceapa capătă o nuanţă arămie. Adăugaţi carnea de vită sau de miel, muştarul, turmeric pulbere, oţetul şi iaurtul.

Opţional:

Adăugaţi piper negru sau piper Cayenne.

Creşteţi flacăra la putere medie şi mai căliţi 5 minute, amestecând continuu.

Într-o altă oală, puneţi 4-6 linguri de ulei de măsline, usturoi, cealaltă ceapă tocată şi spanacul.

Opţional:

Adăugaţi frunze de muştar şi varză Kale.

Acoperiţi oala şi lăsaţi să fiarbă totul cam 30 minute. Apoi, puneţi acest amestec în blender şi amestecaţi până când frunzele devin pastă. Turnaţi totul în cealaltă oală.

Turnaţi deasupra amestecul cu carne. Amestecaţi bine. Adăugaţi untul. Lăsaţi să mai fiarbă încă 15-20 de minute, la foc mic, până se îngroaşă sosul.

La final, adăugaţi frunzele de coriandru, mentă sau busuioc. Amestecaţi bine.

Friptură suculentă

Ingrediente:

• 2 bucăţi de carne de vită de cca 350 g fiecare (New York sau filet mignon)

• 3 linguri de iaurt

• 6 linguri de ulei de măsline

• ½ ardei gras, preferabil roşu, tocat

- 1 lingură de oțet
- 2 linguri de muştar de Dijon
- 1 lingură de pulbere de usturoi
- 1 cățel de usturoi, curățat şi tocat
- 1 limetă (sau lămâie), tăiată în două
- 1 linguriță de sare de mare
- 1 ceapă mică, tocată
- 2 roşii de mărime medie, tocate
- 1 cană de frunze de busuioc, proaspete
- 10 măsline negre, tăiate în jumătăți
- 2 linguri de capere
- 4-5 feliate de ciuperci
- un pumn de merişoare

Opțional:
- o mână de seminţe de pin
- 1 linguriță de piper negru sau ½ linguriță de piper Cayenne

Pasul 1

Marinaţi fripturile într-un vas. Puneţi 1 lingură ulei de măsline, 1 lingură iaurt, 1 lingură muştar de Dijon, oțet, praf de usturoi şi 1 linguriță de sare. Stoarceţi limeta (sau lămâia) şi turnaţi zeama deasupra.

Opțional:

Adăugaţi piper negru sau piper Cayenne. Amestecaţi bine.

Puneţi fripturile în acest amestec de marinată. Acoperiţi bine fripturile cu marinata. Lăsaţi-le la rece, cam 30-60 de minute.

Pasul 2

Preparaţi un pesto. Puneţi frunze de busuioc, 2 linguri de apă, 2 linguri de ulei de măsline, ardeiul gras roşu, 1 linguriţă de sare şi praf de usturoi într-un blender.

Opţional:

Adăugaţi un pumn de seminţe de pin.

Porniţi blenderul şi amestecaţi cam un minut, până când frunzele de busuioc se transformă într-o pastă. Puneţi amestecul obţinut într-un recipient.

Pasul 3

Preparaţi sosul. Într-o tigaie, la foc mic, puneţi 3 linguri ulei de măsline, ceapa şi usturoiul tocate. Lăsaţi cam 5 minute. Amestecaţi constant. Ceapa ar trebui să capete aspect translucid, dar să nu se ardă. Adăugaţi apoi ½ cană cu apă, 2 linguri iaurt, 1 lingură muştar de Dijon, roşiile şi 1 lingură din sosul pesto preparat anterior. Amestecaţi bine. Lăsaţi să fiarbă la foc mic încă 25-30 de minute, amestecând constant, până când capătă aspect de pastă. La final, adăugaţi merişoarele, caperele, măslinele şi ciupercile. Sosul este gata.

Pasul 4

Băgaţi fripturile la cuptor, cam câte 5-10 minute pe fiecare parte, în funcţie de cum vă place carnea – puţin, mediu sau bine făcută.

Pasul 5

Scoateţi fripturile pe un platou. Acoperiţi-le cu sosul preparat. Lăsaţi-le să stea cam 5 minute înainte de a le servi.

Sfat: Serviți-le cu salata de castraveți, roșii și avocado sau cu salata de măsline, semințe de pin sau avocado. Sunt minunate pentru prânz sau cină.

Cotlete de miel picante

Ingrediente:

- 8 bucăți de cotlet de miel
- 4 linguri de iaurt
- 2 linguri de ulei de măsline
- 1 linguriță de pulbere de usturoi
- 1 linguriță de ghimbir pulbere
- ½ linguriță de chimen pulbere
- ½ linguriță de coriandru pulbere
- ½ linguriță de praf de cuișoare
- 1 linguriță de frunze uscate de busuioc
- 1 linguriță de oregano uscat
- 1 linguriță de muștar de Dijon sau obișnuit
- 1 linguriță de oțet de mere

Opțional:

- 1 linguriță de piper negru sau ½ linguriță de piper Cayenne

Într-o tigaie mare, puneți ulei de măsline, iaurt, ghimbir, usturoi, chimen, coriandru, praf de cuișoare, busuioc, oregano, muștar de Dijon și oțet. Adăugați câteva linguri de apă. Amestecați bine, până se formează o pastă omogenă.

Opțional:

Adăugați piper negru sau piper Cayenne.

Puneţi cotletele de miel în tigaie. Ţinându-le de capătul cu os, înmuiaţi-le bine în pasta de condimente, în aşa fel încât să se acopere complet, pe fiecare parte. Acoperiţi apoi tigaia şi lăsaţi-le să se marineze cam 1-2 ore.

Puneţi tigaia la cuptor, neacoperită, la temperatură medie spre mare, vreme de 5 minute. Apoi, daţi focul la mic şi mai lăsaţi-le încă 5-10 minute, în funcţie de gust, dacă le doriţi puţin făcute, mediu sau bine făcute.

Sfat: Folosiţi ca garnitură una dintre salatele prezentate în această carte.

Cotlete de miel picante cu broccoli, conopidă şi vinete

Ingrediente:

- Cotlete de miel, pregătite ca la reţeta anterioară
- 4-6 bucheţele de broccoli
- 4-6 bucheţele de conopidă
- 2 vinete, de preferat japoneze sau chinezeşti, feliate
- 2 linguri de ulei de măsline
- 1 ceapă de mărime medie, tocată
- 1 lingură de muştar de Dijon
- 2 roşii, tocate
- ½ linguriţă de seminţe de chimen
- ¼ linguriţă de turmeric

Opţional:
- ½ linguriţă de piper Cayenne sau piper negru

Într-o tigaie mare, puneți ulei de măsline și ½ cană cu apă. Adăugați broccoli, conopida, vinetele, semințele de chimen, turmericul și muștarul de Dijon.

Opțional:

Adăugați piper negru sau piper Cayenne.

Acoperiți tigaia și lăsați să fiarbă la foc potrivit, cam 10 minute. Verificați numai o dată sau de două ori dacă mai este suficientă apă. Evitați să descoperiți vasul des. Se va reduce cantitatea de abur care face ca legumele să se pătrundă.

Adăugați ceapa și roșiile. Dați focul la mic și gătiți cam 5 minute, amestecând continuu. La final, adăugați cotletele de miel preparate. Acoperiți tigaia și mai lăsați să fiarbă încă 2- 3 minute.

Vită picantă prăjită

Timp de preparare: aprox. 15 minute

Ingrediente:

- 500-750 g carne de vită pentru prăjit, tăiată cubulețe
- 2 linguri de iaurt
- 1 tijă de țelină, tăiată bucățele
- 1 dovlecel mediu, cojit și feliat
- 2 morcovi mici, curățați și tăiați cubulețe
- 1 ardei gras mediu, tăiat cubulețe
- 1 roșie medie, tocată
- 5 frunze de busuioc proaspete sau ½ linguriță uscate și sfărâmate
- 1 ceapă medie, tocată

- 1 bucată de ghimbir proaspăt, cam de 5 cm, curăţat şi feliat, sau ½ linguriţă pulbere
- 1 căţel de usturoi, curăţat şi tocat
- ½ lingură de muştar obişnuit
- ½ linguriţă de sare de mare
- ¼ linguriţă de oţet balsamic
- 2 linguri de ulei de măsline

Opţional:

- 2 linguri de iaurt
- ½ linguriţă de piper Cayenne sau piper negru
- ¼ linguriţă de turmeric
- 1 linguriţă de coriandru, pisat
- 1 linguriţă de chimen, pulbere
- 5 căţei de usturoi întregi

Într-o tigaie de tip wok încinsă, puneţi ulei de măsline, ceapă, ţelină, dovlecel şi iaurt. După câteva minute, adăugaţi carnea de vită. Amestecaţi continuu. După câteva minute, adăugaţi sare, usturoi, ghimbir, oţet şi muştar.

Opţional:

Adăugaţi coriandru, chimen, turmeric, căţeii de usturoi întregi şi piper Cayenne iute. Continuaţi să amestecaţi.

După cam 5 minute, adăugaţi ½ cană cu apă. Adăugaţi morcovii şi acoperiţi. Daţi focul la mic şi lăsaţi să se înăbuşe încă 5 minute. Amestecaţi din când în când.

Adăugaţi apoi ardeiul gras, roşia şi busuiocul. Mai lăsaţi să fiarbă încă 2-3 minute. Lăsaţi să se răcorească câteva minute înainte de servire.

Vită cu mazăre, morcovi şi măsline

Timp de preparare: aprox. 25 de minute

Ingrediente:

- 500 g carne tocată de vită
- 1 cană de mazăre
- 3 morcovi medii, curăţaţi şi tocaţi
- ½ lingură de muştar de Dijon
- 15 măsline negre, tăiate jumătăţi
- 1 tijă de ţelină, tocată
- 1 rădăcină de ghimbir de cca 5 cm, curăţată şi feliată
- 3 linguri de ulei de măsline
- 1 ceapă medie, tocată
- 2 sau 3 căţei de usturoi feliaţi
- ½ linguriţă de sare de mare (după gust)
- 8-10 frunze de coriandru sau busuioc, de preferat proaspete, sau 1 linguriţă uscate
- 2 linguri de iaurt

Opţional:

- ½ linguriţă de piper Cayenne sau piper negru
- ¼ linguriţă de turmeric
- 1 linguriţă de coriandru, pisat
- 1 linguriţă de chimen pulbere

Puneţi uleiul de măsline, ceapa, ţelina, ghimbirul şi usturoiul într-o oală medie. Lăsaţi la călit cam 5-10 minute, până când ceapa capătă o nuanţă gălbuie, translucidă. Amestecaţi constant.

Adăugaţi carnea tocată de vită. Sfărâmaţi carnea cu furculiţa, astfel încât să rămână bucăţi mici. Lăsaţi la fiert până când carnea îşi schimbă complet culoarea, ceea ce durează cam 5 minute. Adăugaţi iaurtul şi muştarul de Dijon şi mai lăsaţi la fiert două minute. Daţi focul mai mic şi adăugaţi mazărea şi morcovii.

Opţional:

La început, adăugaţi piper Cayenne sau piper negru, turmeric, coriandru şi chimen.

Gătiţi la foc mic, fără capac, timp de 10-15 minute, amestecând constant. La final, adăugaţi măslinele negre şi frunzele de coriandru sau de busuioc.

Sfat: Puteţi servi acest fel rulat în foi de salată.

Tocană de vită

Timp de preparare: aprox. 100 de minute

Ingrediente:

- 500 g de carne de vită pentru gătit, tăiată cubuleţe
- 3 linguri de iaurt integral
- 2 morcovi medii, curăţaţi, tăiaţi bucăţi
- 1 nap curăţat, tocat în bucăţi
- 1 tijă de ţelină, tăiată bucăţi
- 1 ceapă medie, curăţată, tăiată cubuleţe
- 2 căţei de usturoi, curăţaţi, tăiaţi bucăţele
- 1 rădăcină de ghimbir mică, de cca 5 cm, curăţată şi tăiată bucăţele

- ¼ linguriță de turmeric pulbere
- ¼ linguriță de coriandru pulbere
- ¼ linguriță de chimen pulbere
- ¼ linguriță de boia
- ½ linguriță de sare de mare
- ¼ linguriță de oțet balsamic

Spălați bucățile de carne și puneți-le într-o oală mai mare. Adăugați iaurtul, ceapa, țelina, napii, usturoiul, ghimbirul, turmericul, coriandrul, chimenul, boiaua, sarea și cam 3 linguri de apă. Amestecați bine și lăsați la marinat cam 5 minute.

Apoi, gătiți la foc mare. Amestecați continuu, până când carnea capătă o nuanță maronie, aproximativ 5 minute.

Adăugați 3 căni cu apă fierbinte. Acoperiți oala și dați focul la foarte mic. Lăsați să fiarbă cam 30 minute, amestecând din când în când.

Adăugați morcovii și lăsați să se înăbușe, cu capacul pus, pentru încă 60 minute, amestecând din când în când. Adăugați apoi oțetul balsamic. Amestecați și dați oala de pe foc să se răcorească vreo 5 minute înainte de servire.

Mâncărică de vită

Timp de preparare: aprox. 45 de minute

Ingrediente:

- ½-1 kg carne de vită tăiată cubulețe
- 1-2 ardei grași, tăiați cubulețe
- 1 legătură de spanac (cam 2 căni), spălat bine
- 2 tije de țelină, tăiate cubulețe

- 4-6 roşii medii, tăiate cubuleţe
- 4 linguri de iaurt integral
- 4 căţei de usturoi întregi
- 2 linguri de ulei de măsline
- ½ linguriţă de turmeric
- ½ linguriţă de sare de mare
- 1 baton de scorţişoară
- 1 linguriţă de seminţe (sau pulbere) de chimen
- 1 linguriţă de coriandru pisat
- 2 căţei de usturoi, tăiaţi feliuţe
- 2 cepe medii, tocate
- 1 bucată de cca 2 cm de rădăcină de ghimbir proaspăt, tocată

Opţional:

- ½ până la 1 linguriţă de piper Cayenne, după gust
- 1 sau 2 linguriţe de boia, după gust

Într-o oală mare, puneţi cam 2-3 linguri de apă, uleiul de măsline, ceapa, ţelina, sarea, usturoiul, ghimbirul, turmericul, scorţişoara, căţeii de usturoi, seminţele de chimen şi pulberea de coriandru şi daţi la foc potrivit. Amestecaţi constant.

Opţional:

Adăugaţi piper Cayenne sau boia.

După cam 5 minute, adăugaţi carnea şi iaurtul. Amestecaţi bine. Ajustaţi focul la minim şi acoperiţi oala cu capac. Lăsaţi să fiarbă cam 30 minute, amestecând constant.

Adăugaţi apoi ardeiul gras şi spanacul. Acoperiţi şi lăsaţi să fiarbă încă 10 minute, amestecând constant. Adăugaţi roşiile, acoperiţi şi mai lăsaţi încă 5 minute, amestecând constant.

În plus:

Puteţi folosi piper Cayenne, dacă vă place iute, sau boia, care este mai uşoară. Mai puteţi adăuga şi doi ardei iuţi uscaţi dacă vă place foarte picant.

PEȘTE

Pește alb prăjit în tigaie

Timp de preparare: aprox. 15 minute

Ingrediente:

- 2 bucăți de file de pește alb (proaspăt) (cam 350 g)
- 1 lingură de ulei de măsline
- ½ linguriță de oțet
- 1 linguriță de muștar obișnuit sau de Dijon
- 1 limetă (sau lămâie), tăiată pe jumătate
- 1 linguriță de praf de cuișoare
- ½ linguriță de sare de mare
- Câteva frunze de busuioc și rozmarin (de preferat proaspete)

Opțional:

- 1 linguriță de piper negru sau ½ linguriță de piper Cayenne

Mai întâi marinați peștele: puneți ulei de măsline într-o tigaie, apoi așezați deasupra bucățile de pește, una lângă cealaltă. Stoarceți limeta sau lămâia peste pește. Presărați apoi praf de cuișoare.

Opțional:

Adăugați piper negru sau piper Cayenne.

Întindeți apoi muștarul direct pe pește. Lăsați să se marineze cam 5 minute.

Gătiți peștele într-o tigaie la foc potrivit, cam 5 minute. Întoarceți apoi bucățile de pește și mai lăsați-le la prăjit cam 5 minute, în funcție de grosime.

Stingeți focul. Presărați frunze de busuioc și de rozmarin peste pește.

Păstrăv prăjit în tigaie

Timp de preparare: aprox. 20 de minute

Ingrediente:

- 2 bucăți de file de păstrăv (cam 350 g)
- 6 linguri de ulei de măsline
- 1 lingură de oțet
- 1 lingură de muștar de Dijon
- 1 lingură de praf de cuișoare
- 1 limetă (sau lămâie), tăiată în două
- ½ linguriță de sare de mare
- 1 ceapă mică, tocată
- 8-10 roșii cherry, tăiate pe jumătate
- 1 ceașcă de frunze de busuioc proaspete
- 1 cățel de usturoi proaspăt, curățat și tocat
- 10 măsline negre
- 2 linguri de capere

Opțional:

- 1 linguriță de piper negru sau ½ linguriță de piper Cayenne

Pasul 1

Începeți prin a face un pesto după cum urmează: puneți în blender frunzele de busuioc, 2 linguri de apă, 2 linguri ulei de măsline, măslinele negre fără sâmburi și usturoiul. Amestecați cam un minut sau până când conținutul devine o pastă omogenă. Puneți sosul pesto într-un recipient.

Pasul 2

Marinați peștele. Puneți o lingură de ulei de măsline într-o tigaie. Adăugați muștar de Dijon, oțet, praf de cuișoare și sare și stoarceți limeta sau lămâie deasupra.

Opțional:

Adăugați piper negru sau piper Cayenne. Amestecați bine.

Puneți peștele în acest amestec. Acoperiți bucățile de pește complet cu marinata și lăsați-le să se marineze cam 5 minute.

Pasul 3

Preparați sosul. Într-o tigaie mică, puneți 3 linguri de ulei de măsline, ceapa și roșiile și gătiți la foc mic cam 5 minute. Amestecați constant. Ceapa trebuie să devină translucidă, nu să se ardă. Adăugați apoi o lingură din sosul pesto preparat mai devreme. Amestecați bine. Lăsați să mai fiarbă încă două minute, amestecând constant.

Pasul 4

Puneți tigaia cu peștele la foc potrivit și lăsați cam 1-2 minute. Întoarceți apoi bucățile de pește de pe-o parte pe alta, încă 1-2 minute. Întoarceți din nou peștele și mai lăsați-l 1-2 minute. Întoarceți din nou și mai gătiți 1-2 minute. Timpul total de preparare a peștelui este de aprox. 6 minute.

Pasul 5

Scoateți peștele pe o farfurie. Acoperiți-l cu tot sosul preparat anterior. Lăsați-l să stea câteva minute înainte de servire.

Sfat: Serviți-le cu salata de castraveți, roșii și avocado sau cu salata de măsline, semințe de pin sau avocado. Este un preparat excelent pentru o cină ușoară.

Somon prăjit în tigaie

Timp de preparare: aprox. 20 de minute

Ingrediente:

- 2 bucăți de somon file (de crescătorie) (cam 350 g)
- 2 linguri de iaurt
- 6 linguri de ulei de măsline
- ½ ardei gras, preferabil roșu, tocat
- 1 lingură de oțet
- 2 linguri de muștar de Dijon
- 2 lingurițe de praf de usturoi
- 1 cățel de usturoi proaspăt, curățat și feliat
- 1 limetă (sau lămâie), tăiată pe jumătate
- 1 linguriță de sare de mare
- 1 ceapă mică, tocată
- 8-10 roșii cherry, tăiate pe jumătate
- 1 ceașcă de frunze de busuioc proaspete
- 10 măsline negre, tăiate pe jumătate
- 2 linguri de capere

Opţional:

• O mână de merişoare

• O mână de seminţe de pin

• 1 linguriţă de piper negru sau ½ linguriţă de piper Cayenne

Pasul 1

Începeţi prin a prepara un pesto. Puneţi în blender frunzele proaspete de busuioc, 2 linguri de apă, 2 linguri ulei de măsline, ardeiul gras roşu, 1/2 linguriţă de sare şi 1 lingură de praf de cuişoare.

Opţional:

Adăugaţi o mână de seminţe de pin.

Porniţi blenderul şi amestecaţi cam un minut sau până când conţinutul devine o pastă omogenă. Puneţi apoi pasta într-un recipient.

Pasul 2

Marinaţi peştele într-o tigaie. Puneţi 1 lingură ulei de măsline, 1 lingură muştar de Dijon, 1 lingură oţet, 1 lingură praf de cuişoare şi 1/2 linguriţă sare. Stoarceţi deasupra limeta sau lămâia.

Opţional:

Adăugaţi piper negru sau piper Cayenne. Amestecaţi bine.

Puneţi bucăţile de peşte în marinată şi acoperiţi-le bine cu amestecul, întorcându-le de mai multe ori. Lăsaţi la marinat cam 5 minute.

Pasul 3

Preparați sosul. Într-o tigaie mică, la foc mic, puneți 3 linguri ulei de măsline, ceapa și usturoiul. Căliți cam 5 minute. Amestecați constant. Ceapa trebuie să devină gălbuie, translucidă, nu maronie. Adăugați apoi ½ cană cu apă, iaurt, 1 lingură de muștar de Dijon, roșii și pesto. Amestecați bine. Lăsați să se înăbușe la foc mic încă 25-30 de minute, amestecând constant, până când capătă consistența unei paste. La final, adăugați caperele și măslinele negre. Sosul este gata.

Pasul 4

Gătiți peștele în tigaia cu marinata la foc potrivit cam 2-3 minute. Întoarceți apoi bucățile de pește și mai prăjiți 2-3 minute. Mai întoarceți bucățile de pește din nou și mai lăsați-le încă câte 1-2 minute pe fiecare parte. Timpul total de gătire a peștelui este de cca10 minute.

Pasul 5

Scoateți peștele pe o farfurie. Acoperiți-l cu sosul deja preparat. Lăsați-l să stea câteva minute înainte de servire.

Sfat: Serviți-le cu salata de castraveți, roșii și avocado sau cu salata de măsline, semințe de pin sau avocado. Este minunat pentru o cină ușoară.

MULȚUMIRI

Îi sunt recunoscător editorului meu, Georgie Huntington Zaidi, care a făcut o treabă extraordinară transformând această carte cu un conținut medical complex într-una ușor de citit. Pe plan personal, o apreciez în fiecare zi, fiindcă este jumătatea sufletului meu.

Le sunt profund recunoscător pacienților mei, care mi-au acordat permisiunea de a-i include în prezentarea studiilor de caz fără de care această carte ar fi fost *lipsită de culoare*. Le mai mulțumesc cu toată sinceritatea nenumăraților cercetători devotați în domeniul tiroidei pentru lucrările lor științifice de excepție.

Dr. Sarfraz Zaidi

www.DoctorZaidi.com

www.ingramcontent.com/pod-product-compliance
Lightning Source LLC
Chambersburg PA
CBHW030004290326
41934CB00005B/218